Für meinen Hasen

© 2009 André Niekamp
Herstellung und Verlag: Books on Demand GmbH, Norderstedt
ISBN 978-3-8391-1875-7
Umschlagfoto: Simone Bösch

André Niekamp

Hirntumor
sei dank!

Ein Sport-Reporter startet durch

Vorwort von Manni Breuckmann   5

Schock

Die Diagnose   7
Mein bester Freund   9
Ab ins Krankenhaus   15

Angst

Die ersten Tage   22
Der Cabrio-Fahrer   25
Moonraker   30

Verzweiflung

Nix wie weg   36
Alltagsprobleme   39
Chemotherapie   45

Glaube

Ein erster Plan 55
Drei Engel für Charlie 60
Auf der Insel 68

Liebe

Meine Freundin 78
Familie 84
Freunde 91

Zuversicht

Spurensuche 96
Zurück im Job 102
Lebensglück 108

Dankbarkeit 112

Alle bei der ersten Nennung mit einem (*) gekennzeichneten
Namen wurden geändert – mit Rücksicht auf die Privatsphäre.

Vorwort von Manni Breuckmann

Die Wahrscheinlichkeit, sich einen Hirntumor einzufangen, ist nicht besonders hoch: In den westlichen Industriestaaten geht es um einen von zehntausend Menschen. Umso größer ist die Verzweiflung bei denen, die mit dieser niederschmetternden Diagnose die Arztpraxen verlassen. Denn Hirntumor ist in der öffentlichen Wahrnehmung fast gleichbedeutend mit Todesurteil.

Mein Kollege André Niekamp bekam von einem Radiologen die Auskunft: „Da ist etwas in Ihrem Kopf, was da nicht hingehört."
Und schon ging sie los, die Berg- und Talfahrt zwischen Angst, Hoffnung und aufkommender Hoffnungslosigkeit, die Kämpfe mit der Krankenkassen-Bürokratie, der Dauer-Kontakt mit Ärzten, Pflegekräften und Therapeuten, tragischerweise auch in der Klinik, in der sein bester Freund den Weg ins Jenseits begonnen hat – auch mit einem Hirntumor.
Die plötzlich ganz anderen Begegnungen mit der Freundin, mit den Freunden und Verwandten, die alle die schwierige Aufgabe meistern mussten, sich der bedrohlichen Situation zu stellen, ohne zu verkrampfen oder der Versuchung zu erliegen, sich zurück zu ziehen.

André hat am Ende Glück gehabt, er kann jetzt „wieder selbst alle Ampeln meines Lebens auf Grün schalten, und betrachte jeden einzelnen Tag als eine neue Chance – Hirntumor sei Dank!"
Und er hat Dinge gelernt, die auch sein krankheitsfreies Dasein bereichern können: endlose Spaziergänge mit russischen Schlittenhunden über eine Nordsee-Insel zum Beispiel, die nur in seinem Kopf stattfinden und Teil von Tiefen-Entspannung sind.

Auch deshalb entpuppt der beim ersten Hingucken merkwürdige „Dank" an seinen Tumor bei der Lektüre des Erlebnisberichts als konsequent und richtig. Denn der Journalist mit dem Tumor hat durch die Erkrankung einen wertvollen anderen Blick auf seine Existenz gewonnen, Prioritäten sind verschoben worden, neue, wichtige Menschen traten in sein Leben.
Für mich war die Lektüre von Andrés Buch aus zwei Gründen eine Bereicherung: Ich bekam „aus erster Hand" eine umfang-

reiche Beschreibung über die tiefgreifenden inneren und äußeren Veränderungen des Lebens, wenn das Urteil „Krebs" gesprochen wird.

Denn ganz anders als in der vom Krebs-Tabu bestimmten Fantasie liegt der Kranke eben nicht von der Diagnose an wimmernd, klagend und voller Todesangst im Bett.

Das Leben mit seinen Alltäglichkeiten geht ja irgendwie weiter, vieles läuft wesentlich banaler ab als wir uns das Leben mit der Volkskrankheit Krebs vorstellen.

Das Buch hat auch meine Idee verstärkt, irgendwo in mir drin ein Eckchen freizuhalten für den Tag, an dem mich vielleicht auch die Diagnose einer schweren Krankheit erreicht. Vielleicht erwischt es mich dann nicht so fundamental, wer weiß?

Ich lade Sie, liebe Leserinnen und Leser, gerne ein, sich mit dem Autor auf die Reise zwischen Verzweiflung und neuem Lebensmut zu begeben und vielleicht ein wenig Gewinn für die eigene Zukunft daraus zu ziehen.

Und André wünsche ich, dass er von weiteren gesundheitlichen Tiefschlägen verschont bleiben möge, natürlich aber auch, dass seine geliebte Arminia irgendwann mal den Fahrstuhl zwischen erster und zweiter Liga verlässt und sich auf Dauer in der höchsten Spielklasse etabliert.

Aber bis dahin müssen wahrscheinlich noch viele Schlittenhunde über sehr viele Nordsee-Inseln laufen …

Schock

Die Diagnose

„Na, geht es wieder?"
Der Arzt blickt auf mich herab. Ich liege rücklings auf dem sterilen Praxis-Fußboden, und der Doktor hält meine Beine senkrecht hoch. Ich schüttele den Kopf.
„Ein bisschen brauche ich noch."
Kurz darauf kann ich mich aufsetzen. Die ganze Geschichte von vor sieben Jahren ist plötzlich wieder da. Dabei habe ich gedacht, mit dem Thema wäre ich fürs Leben durch.
Denkste.

An diesem späten Freitag Nachmittag bin ich der Letzte in der Röntgenpraxis.
Vor einigen Tagen bin ich endlich mal zum Arzt gegangen, wegen meiner Kopfschmerzen, vor allem auf der rechten Schädelseite. Nicht erst zum Hausarzt, sondern gleich zur Neurologin. Meine Freundin ist Krankenschwester und empfiehlt mir eine Ärztin, die sie aus ihrer gemeinsamen Zeit in der Klinik kennt. Mittlerweile hat sie sich in Bielefeld niedergelassen.
Ein guter Tipp, schließlich nimmt sich Frau Dr. Schulz* sehr viel Zeit für mich. Sie gibt sich Mühe, meinen Alltag zu durchleuchten. Stress könnte eine Ursache für Kopfschmerzen sein, vor allem dauerhafter.

Sie gibt mir tausend Tipps für eine bessere Lebensweise, ehe sie abschließend doch verordnet, die medizinische Seite abzuklären. Schließlich sind mehrere Jahre Kopfschmerz kein Pappenstiel. Sprich: Ich soll eine Kernspin-Untersuchung machen.
Das tue ich, voller Erwartung, dass nichts dabei heraus kommen würde. Ich habe ja auch so gute Tipps bekommen, die zu befolgen ich mir fest vornehme.
Also lege ich mich entspannt in die Röhre. Das Geratter klingt ein bisschen wie Techno – meine Lieblingsmusik. Es dauert eine gute halbe Stunde, dann bin ich fertig. Guter Dinge schwinge ich mich vom Tisch und setze mich kurz in den Wartebereich, ehe mich ein Arzt ruft.

„Da ist etwas in Ihrem Kopf, was da nicht hingehört."

Die Worte sitzen. Und die Bilder dazu sind ein eindeutiger Beleg. Auf der linken Seite meines Hirns ist ein weißer Fleck, etwa so groß wie ein Hühnerei. Selbst ich als Laie sehe ohne Probleme, dass etwas nicht stimmt.

Genaueres lässt sich der Doktor auf mein Nachfragen aber nicht entlocken. Zum einen, weil er noch nicht alle Bilder genau gesehen hat und der genauen Einschätzung meiner Neurologin nicht vorgreifen will. Sagt er jedenfalls.

Zum anderen hat er wohl beobachtet, wie geschockt ich bin. Obwohl ich sitze, merke ich, dass mein Blut Richtung Süden sackt.

„Wollen Sie sich kurz auf den Boden legen?"

Ich nicke, und so geben wir zwei am Freitag Nachmittag das oben beschriebene komische Bild ab.

Als es wieder geht, setze ich mich in den Stuhl zurück und frage weiter. Kurz darauf wird mir aber wieder so schwummrig, dass ich mich nebenan auf einer Liege ausbreiten muss.

„Möchten Sie einen Schluck trinken?"

Wieder nicke ich, auch wenn ich mich noch unangenehmer fühle, als mir der Doktor ein Glas Wasser bringt.

Mit viel Anstrengung haben wir für dieses Wochenende auf der Nordseeinsel Juist gerade noch ein Appartement für meine Freundin und mich gefunden. Die Finger haben wir uns wund telefoniert, und die Touri-Zentrale hat wenig Hoffnung gemacht.

„Es ist Hochsaison, da ist die Insel eben voll."

Schließlich finden wir doch noch einen Schlafplatz, aber nur, weil andere ihn kurz zuvor storniert haben. Von Sonntag bis Dienstag wollen wir verreisen. Der Arzt rät mir jetzt davon ab, an die Nordsee zu fahren. Stattdessen soll ich am Montag meine Neurologin aufsuchen.

Als es wieder geht, verlasse ich die Praxis und rufe meine Freundin an. Zu Hause erläutere ich kurz, was der Besuch erbracht hat. Jedenfalls, soweit ich das selbst weiß. Denn die Fragen haben sich natürlich nicht in Luft aufgelöst.

Den Urlaub stornieren wir, ohne irgendwelche Fragen beantworten zu müssen.

Was habe ich dann gemacht? Gearbeitet! Schließlich kommen die Bielefelder Bundesliga-Fußballer an diesem Abend aus ihrem Sommertrainingslager in Tirol wieder zurück nach Ostwestfalen, und ich bin mit Trainer und Mannschaftskapitän zu Interviews verabredet. Am Samstag bastele ich daraus einen Radio-Beitrag.

Abends gehe ich mit zwei Freunden in die Disko, Sonntagmorgen sind wir zum Frühstück mit einem befreundeten Paar verabredet, am Nachmittag geht es ins Freibad und abends zum Bielefelder Burgfest.

Ein richtig schönes Wochenende, und tatsächlich kann ich mal loslassen von den Gedanken, die mich zu erdrücken drohen. Am Montagmorgen sollen die Unterlagen ab zehn Uhr bei meiner Neurologin sein, so hat der Doktor am Freitag gesagt. Danach solle ich mich telefonisch bei ihr melden.

Und so liege ich um halb zehn noch im Bett, als mein Telefon klingelt. Bezeichnenderweise ist es die Ärztin selbst. Möglichst schnell solle ich zu ihr kommen. Ich stelle keine Fragen. Wir ziehen uns sofort an und fahren gleich los.

Mein bester Freund

„Fahrt schon mal vor, ich komme dann am Samstag nach."
Im Jahr 2001 wollte er unbedingt dabei sein. Pfingsten, Nordsee, Kurzurlaub. Wenn man es überhaupt als Urlaub bezeichnen kann, wenn eine Handvoll junger Männer auf Tour geht.

Am Freitagmorgen ging es jedenfalls los, zu fünft, noch ohne Mark*, meinen besten Freund. Er hatte nicht frei bekommen. Deshalb war er am Vorabend noch bei mir gewesen, und wir hatten alles besprochen, was geplant werden musste.

Und so hatten wir die erste Nacht an der See hinter uns, als mein Telefon klingelte. Es war später geworden, vielleicht war ich deshalb unfähig, Marks Worten zu folgen.
„Ich bin im Krankenhaus, ich kann nicht kommen."
„Wie, wen besuchst Du denn?"
„Nee, ich bin selber drin."

Dann folgte eine Geschichte, die ich bis heute nicht so richtig verstanden habe.

Mark hatte eigentlich schon Feierabend gestern, als er noch mal ins Auto stieg. Ob er noch mal tanken musste für die Tour Richtung Nordsee, oder einfach nur Zigaretten holen wollte – ich weiß es nicht mehr genau. Jedenfalls fuhr er noch mal los.
Und dann passierte es: Er verlor das Bewusstsein. Unbestimmte Zeit später kam er wieder zu sich, auf einer Bundesstraße, viele Kilometer entfernt von zu Hause.
Geschockt fuhr Mark rechts ran. Er stellte fest, dass er das Wasser nicht hatte halten können, sich also eingenässt hatte. Ein paar Minuten stand er am Straßenrand, dann wendete er und fuhr nach Hause. Er wohnte damals allein, deshalb musste er in den Spiegel schauen, um zu sehen, was los war: In seinem Gesicht waren Tausende kleiner Äderchen geplatzt.
Schnell ging es ins Krankenhaus, wo man feststellte, dass Mark einen Krampfanfall gehabt hatte.

Die Kernspin-Bilder seines Kopfes zeigten etwas Ungewöhnliches, wie er mir jetzt erzählte.
„Da ist eine Gewebeansammlung zu sehen."
„Was ist das?" Mit diesem Begriff konnte ich erst einmal ebenso wenig anfangen wie mit der ganzen, abstrusen Geschichte.
„Genau weiß ich das auch noch nicht."
Wir verabredeten, morgen noch mal zu telefonieren.
„Dann weiß ich vielleicht schon mehr."
Dieses Telefonat ließ bei mir mehr Fragen als Antworten zurück.
Ich entschied trotzdem, den anderen erst einmal nichts zu sagen.
Nur, dass Mark nicht kommen könne. Ich weiß heute nicht mehr genau, welche Ausrede ich bemühte, aber sie wurde akzeptiert.

Am Sonntag telefonierte ich dann wieder mit Mark, und erstmals fiel das Wort Hirntumor.
„Ich muss im Krankenhaus bleiben, werde aber Anfang nächster Woche verlegt."
In eine Fachklinik nach Bielefeld.
„Da werde ich dann operiert."
Es traf mich wie ein Schlag. Trotzdem blieb ich dabei und erzählte den anderen nichts.

Das Wochenende war ansonsten ganz spaßig, auch ich gab mir Mühe und kam sogar manchmal auf meine Kosten.

Als es dann am Dienstag wieder zurückging, nutzte ich die erste Rast und ließ die Katze aus dem Sack. Noch heute habe ich die Szene vor Augen, wenn ich an dem kleinen Restaurant vorbeifahre – was öfter mal passiert, denn damals wie heute zieht es mich oft an die Nordsee.

„Mark hat einen Hirntumor, liegt im Krankenhaus und wird in ein paar Tagen operiert."

Ich musste selbst kräftig schlucken bei diesen Worten.

Die Reaktionen waren höchst unterschiedlich: Schock, Tränen, Sprachlosigkeit; aber ich erinnere mich auch, dass einer meiner Freunde, der in seiner Familie Erfahrungen mit der Krankheit Hirntumor hatte, ein düsteres Bild zeichnete.

In diesem Moment wurde mir erstmals bewusst, dass es bei Mark um Leben und Tod ging.

Eigentlich hatten wir uns über „Techno" kennen gelernt, Mark und ich, unsere gemeinsame Lieblings-Musikrichtung.

Obwohl wir auf dem Gymnasium einen Jahrgang besucht hatten, gab es zu Schulzeiten nie einen engeren Kontakt. Er hatte zu den Fleißigen gehört und ein gutes Abi gemacht, während es für mich gerade so gereicht hatte.

Zeitgleich waren wir beim Bund, er in der Nähe beim Heer, ich bei der Marine in Eckernförde, Flensburg und auf Helgoland. Ja, Helgoland – zehn Monate lang! Auf eigenen Wunsch, in Bierlaune mit einem Kameraden so vereinbart. Egal, war eine nette Zeit, auch wenn ich den Felsen danach lange Zeit nicht mehr sehen konnte.

Jedenfalls hatte ich meinen besten Freund erst nach der Bundeswehr so richtig kennen gelernt, kurz nachdem ich mein Studium und er seine Ausbildung begonnen hatte. Ich hatte damals einige Platten gekauft und mich als Hobby-Discjockey versucht. Er kam nun häufiger zu mir, und wir hörten dann begeistert die neuesten Scheiben. Daraus wurde eine Freundschaft, die mittlerweile schon seit knapp sechs Jahren bestand.

Von der Nordsee zurück in Bielefeld, besuchte ich Mark sofort. Bei einem Spaziergang im Krankenhauspark erzählte er mir die Geschichte noch einmal.

Und machte gleich eines klar: „Falls ich einmal schwer behindert sein sollte, also ein richtiger Pflegefall, will ich nicht weiter leben. Dann bringe ich mich lieber gleich um."

Geschockt von diesen Worten musste ich Mark bitten, eine Parkbank anzusteuern. Mir sackte nämlich das Blut weg, und ich musste mich dringend setzen. Das war mir höchst unangenehm, schließlich war er der Kranke, und ich hatte mir vorgenommen, stark zu sein und ihm viel Kraft zu geben. Doch die Gefühle überwältigten mich einfach.

Dennoch ärgerte ich mich während der Heimfahrt fürchterlich über diesen Anfall von Schwäche.

Tags darauf wurde Mark in die Fachklinik verlegt, nach Bielefeld. Von nun an besuchte ich ihn täglich. Ich hatte nach Pfingsten praktischerweise vier Wochen Urlaub und keine Reise gebucht – außer den paar Tagen an der Nordsee, die jetzt hinter mir lagen. Das war auch gut so, denn sonst hätte ich die Reise jetzt absagen müssen.

Ich war selten allein mit Mark. Viele Freunde besuchten ihn, und natürlich war auch seine Familie da. Marks Eltern kannte ich bis dahin nur flüchtig. Der Situation geschuldet lernten wir uns jetzt besser kennen. Das galt auch für seine Schwester, ihren Mann und die beiden kleinen Kinder. Regelmäßiger Treffpunkt war der Balkon, den die Station hatte.

Es war fast schon grotesk, dass immer die Sonne schien. Es war ja Juni, und entsprechend gab es viele heiße Tage.

Zwei Wochen vergingen, der Operationstermin wurde mehrmals verschoben, und Mark hatte durch das Cortison dauernd Hunger und ganz schön zugelegt – für seine Verhältnisse, er war immer sehr schlank gewesen.

Dann war er da, der Abend vor der Operation. Als einer der letzten verabschiedete ich mich von Mark. Ich hatte mir vorgenommen, ihm etwas zu sagen, doch ich bekam es nicht raus. Ich wollte von ihm einfordern, dass er kämpft, wenn er denn die Gelegenheit dazu bekäme. Kämpft für sich, für uns, für seine Familie.

„Wir werden beide in diesem Sommer in jedem Fall noch in einem Biergarten sitzen, und wahrscheinlich sogar lachen über diese Situation hier", sagte ich stattdessen in etwa. Es war das einzige, was ich über die Lippen bekam.

Bei aller Nähe, die wir beide immer empfanden wenn wir zusammen waren, hatten wir doch körperlich stets eine gewisse Distanz bewahrt. Deshalb kann ich mich auch nicht erinnern, ob ich ihn überhaupt in den Arm genommen habe.
Jedenfalls verabschiedete ich mich, und hatte dabei das Gefühl, dass Mark gemerkt hatte, dass ich ihm noch etwas hatte sagen wollen, mich aber nicht recht getraut hatte.

Nach der Operation besuchte ich ihn auf der Intensivstation. Da lagen mehrere Patienten, durch Vorhänge von einander getrennt. Viele Apparate, ebenso viele Kabel, und mittendrin lag Mark. Ich musste mich an seinem Bettende festhalten, weil mir wieder mal das Blut in die Füße sackte.
Er war glücklicherweise bewusstlos und konnte es nicht sehen. Ich hielt es nur kurze Zeit aus, dann musste ich raus.
Einen Tag später ging es ihm so gut, dass er schon wieder auf eine normale Station verlegt wurde. Auch da besuchte ich ihn. Seine Eltern waren schon im Zimmer als ich eintrat.
„Guck mal, wer da ist", sagte seine Mutter. „Dein Freund André."
Mark hatte einen riesigen Verband auf dem Kopf, der stark angeschwollen war. Er blinzelte mir kurz zu und schloss wieder die Augen. Ich ging bald darauf nach Hause, und wenig später ließen ihn auch seine Eltern allein, einzig Marks Freundin blieb.

Sie erzählte später, dass Mark am späten Abend irre Schmerzen hatte, aber all ihre Versuche, das Personal darauf aufmerksam zu machen, abgewiesen wurden. Schließlich musste auch sie widerwillig die Station verlassen und fuhr nach Hause.

Am anderen Morgen war ich um halb sieben plötzlich hellwach. Kurz darauf klingelte ebenso kurios plötzlich das Telefon. Am Ende Marks Mutter.
„Es hat Komplikationen gegeben, er ist jetzt wieder im OP", sagte sie mit bebender Stimme.
„Im Moment wissen wir nicht, wie es ausgeht."
Natürlich werde sie mich auf dem Laufenden halten.

Ich war aufgewühlt und rief kurz darauf meine Freundin an. Wenig später war ich bei ihr, und wir entschieden, gleich weiterzufahren, nach Gütersloh, wo Marks Freundin wohnte.

Hier waren wir nicht die Ersten. Ihre Schwester war schon da. Beide waren in Tränen aufgelöst. Wir riefen mehrmals in der Klinik an, kamen aber nicht durch – oder man wollte uns nichts sagen – und entschieden schließlich, einfach hinzufahren.

Es war wieder ein sonniger, heißer Tag. Wir wurden nicht vorgelassen, es sprach auch niemand mit uns, deshalb suchten wir uns draußen ein Plätzchen, wo wir warten konnten. Einige Stunden vergingen, und einer von uns heulte eigentlich immer.

Ich weiß nicht, wie viel Zeit vergangen war, als Marks Schwester mich zu sich rief. Ich erinnere mich noch, als sei es gestern gewesen.

Inmitten der Klinik-Kantine sagte sie mir unter Tränen: „Er hatte starke Hirnblutungen und hat die Not-OP nicht überlebt. Gleich werden die Geräte abgeschaltet. Willst Du ihn noch mal sehen?"

Ich schluckte zweimal kräftig, bevor ich aus dem Bauch heraus ablehnte. Ich wollte Mark so in Erinnerung behalten, wie er gesund war. Zwar hatte ich ihn noch kurz auf der Intensivstation und danach auf der normalen Station besucht, aber da konnte ich nicht ahnen, dass es das letzte Mal war. Das wäre aber jetzt so. Bis heute glaube ich, dass es eine gute Entscheidung war, ihn nicht noch mal zu sehen.

Zurück an unserem Plätzchen bekam ich vor Tränen kein Wort raus. Musste ich auch nicht. Sowohl meine als auch Marks Freundin hatten mich auch so verstanden und ließen ihren Tränen freien Lauf. Wir saßen noch eine Zeitlang da und heulten, ehe wir uns schließlich gemeinsam auf den Weg zu meiner Freundin machten. Schnell verschickte ich noch eine SMS an Marks Freunde und machte das Telefon danach aus.

Am Wochenende kam ich dann doch noch zu etwas Urlaub und besuchte meinen Vater an der Ostsee. Er versuchte, mich so gut es geht ein wenig abzulenken, merkte aber auch, dass das eigentlich unmöglich war.

Kurz nach meiner Rückkehr war Marks Beerdigung. In der kleinen Kapelle war es eng, denn es kamen mehr als hundert Trauergäste. Freunde und Familie kannte ich, die meisten der Arbeitskollegen allerdings nicht.

In der Kapelle starrte ich auf den Sarg und hatte große Mühe, mir vorzustellen, dass mein bester Freund darin lag. Seine Eltern waren bereits eine Stunde vor Beginn der Zeremonie gekommen, um Abschied zu nehmen. Damals hatten sie Mühe, zu begreifen, was passiert war. Noch heute ist ihnen anzumerken, dass so etwas vermutlich gar nicht begriffen werden kann. Eine Mischung aus Fassungslosigkeit, Hilflosigkeit und Wut – warum er, warum wir? Und die quälende Suche nach Ursachen für seine Krankheit, und letztlich der Verantwortung für seinen Tod.

Draußen – es war wieder so ein heißer Sommertag – ging dann alles sehr schnell. Schlimm der Moment, als der Sarg ins Grab hinab gelassen wurde. Jeder warf mit einer kleinen Schaufel ein bisschen Sand ins Grab. Mir entglitt sie fast, so zittrig war ich.

Gegen Ende dieser Zeremonie geschah es, dass Marks Schwester von ihren Gefühlen übermannt wurde. Sie hatte ihre Eltern bei der Organisation seines letzten Weges tatkräftig unterstützt. Und erst jetzt Gelegenheit, das zu begreifen, was eigentlich nicht zu begreifen war. Sie hatte ihren Bruder verloren, und rief jetzt laut und enthemmt nach ihm. Er könne sie und seine Eltern doch nicht allein lassen. Wir waren alle unschlüssig und standen unter Schock, aber irgendwem gelang es schließlich, sie zu beruhigen.

Anschließend begleiteten wir Marks Familie nach Hause. Die Atmosphäre war grausam beklemmend. Eine Weile blieben wir, dann fuhr ich mit meiner Freundin weiter an den Bielefelder Obersee, wo sich der Freundeskreis nach der Beerdigung aufhielt. Die dortige Stimmung konnte ich aber schon nach kurzer Zeit nicht mehr ertragen. Einige übten sich in Humor, und das ging mir ziemlich quer. Deshalb fuhren wir schon bald.

Mark war gerade einmal 26 Jahre alt geworden. Und die Sonne hatte auch am Tag seiner Beerdigung wieder mal vergeblich geschienen.

Aber genauso sommerlich ist es jetzt auch, sieben Jahre später. Und leider ist das nicht die einzige Parallele.

Ab ins Krankenhaus

Frau Dr. Schulz ist eine eher unauffällige Person. Ruhig und nett, alles andere als extrovertiert. Wohltuend anders als manche ihrer Zunft, die ich später noch kennen lernen soll.

Jetzt steht meine Neurologin mit ernstem, fast traurigem Gesicht vor mir.

„Die Bilder sind nicht so erfreulich. Das ist ja doch ein größeres Problem."

Meine Freundin erkennt sie zwar bei der Begrüßung, aber die Begegnung fällt weniger herzlich aus als ich erwartet habe. Vielleicht weiß die Ärztin in dem Moment nicht genau, woher sie sich kennen. Vielleicht ist es in dieser Situation aber auch für sie unmöglich, einen klaren Gedanken zu fassen, der sich nicht um mein Problem rankt.

Ich habe meine Freundin zuvor ermuntert, alle Fragen zu stellen, die mir in dieser Situation nicht einfallen. Sie fängt gleich damit an.

„Was ist das denn nun?", sagt sie, und zeigt auf die Bilder.

„Eine Flüssigkeit, eine Schwellung, eine Raumforderung?"

„Es ist schon eine Raumforderung", bestätigt die Ärztin.

Ich verstehe nur Bahnhof.

„Eine Entartung, eine Geschwulst, ein Tumor?", bohrt meine Freundin weiter.

„Ja", so die Neurologin.

Jetzt verstehe ich. Ich habe einen Hirntumor, so einen wie Mark. Der daran oder an den Folgen gestorben ist. Fürchterliche Angst überkommt mich in diesem Moment. Angst zu sterben.

Frau Dr. Schulz fährt fort.

„Ich habe für Sie gleich ein Bett geordert."

In derselben Fachklinik, in der Mark gelegen hat, bis zu seinem Ende.

„Sie werden schon erwartet. Packen Sie das Nötigste zusammen, und sagen Sie auf der Arbeit Bescheid."

Die einzige Frage, die mir einfällt, ist: „Wie lange werde ich denn wohl ausfallen?"

Zögerlich antwortet sie: „Richten Sie sich mal so auf etwa ein Vierteljahr ein, mindestens."

Ich nicke stumm.

Mit den Bildern vom Kernspin machen wir uns auf den Weg. Wir stoppen kurz am Bielefelder WDR-Studio. Ich steige aus und gehe ins Sekretariat. Der Studioleiter ist im Urlaub, deshalb bitte ich, mit einem mir vertrauten Redakteur sprechen zu können.

Fragen der Sekretärin weiche ich aus; ich will den Kreis der Wissenden zunächst einmal klein halten. Da ich aber gleichzeitig um ein Formular für die Krankmeldung bitte, ahnt sie wohl, dass es ernst ist.

Der Redakteur kommt. Wir ziehen uns kurz zurück.

Unter Tränen sage ich: „Ich habe einen Hirntumor und falle bis auf weiteres aus."

Der Kollege ist geschockt. Als er sich wieder gefangen hat, stellt er vorsichtig einige Fragen.

„Wie hat man das denn überhaupt bemerkt, also, welche Beschwerden hast Du denn gehabt?"

Ich antworte mit bebender Stimme in knappen Worten. Es fällt mir nicht leicht, aber ich will ihn so gut wie möglich über alles informieren und nicht mit tausend Fragen zurücklassen.

„Kannst Du mir einen Gefallen tun?", frage ich irgendwann.

„Gern. Um was geht es denn?"

Ich bitte ihn, einen der Kollegen aus dem Sport-Team einzuweihen. Der ist auch meine Reserve für die überregionalen Aufgaben, etwa die Berichte rund um Arminia Bielefeld. Zum ersten Mal in fünf Jahren muss er jetzt für mich einspringen. Für zunächst einmal sechs Wochen sollen die Kollegen auch die regionalen Arbeiten unter sich aufteilen. Das tägliche Nachrichtengeschäft eben, für die stündlichen Regionalnachrichten auf WDR 2.

Wir haben gerade erst den Plan für die kommenden zwei Monate gemacht und unsere Dienste – so nennen wir das – aufgeteilt. Von Montag bis Samstag ist nämlich immer einer von uns drei „Sportlern" Ansprechpartner für die Redaktion des Studios und schreibt Meldungen und Nachrichtenminuten – selbst gesprochene Kurzbeiträge von etwa einer halben Minute Länge.

„Bis Anfang September falle ich definitiv aus."

Als ich kurz darauf gehe, wünscht er mir alles Gute. „Ich werde den Studioleiter einweihen, wenn er aus dem Urlaub wieder da ist. Sonst keinen, außer den Sport-Kollegen."

So wie ich es gewünscht habe.

Dann sagt er noch: „Halt mich bitte auf dem Laufenden."

Das sage ich zu und verabschiede mich.

Danach geht es kurz nach Hause. Ich packe schnell einige Sachen zusammen.

Dann rufe ich die WDR-2-Sportredaktion in Köln an. Ich bitte darum, kurz die Chefin zu sprechen. So wird die Teamleiterin von den festangestellten und freien Kollegen genannt. Da Montag ist, folgt eine Sitzung der nächsten. Ich weiß das, mache aber die Dringlichkeit meines Anliegens deutlich. Kurz darauf ruft sie zurück.

Ich berichte auch ihr kurz, was los ist. Auch sie ist fassungslos, versucht aber gleich, mir Mut zu machen.

Ich erzähle ihr, dass eine ganz ähnliche Geschichte bei meinem besten Freund einmal schlecht ausgegangen ist.

„Bleiben Sie tapfer! Wenn es bei Ihrem Freund schief gegangen ist, muss es bei Ihnen eben jetzt gut enden! Lassen Sie sich soviel Zeit wie Sie brauchen", sagt sie, und fährt fort: „Wir warten auf Sie, und freuen uns, wenn Sie wieder völlig gesund in Köln vorbeischauen."

Das ist mir ein großer Trost. Ich verspreche der Chefin, auch sie auf dem Laufenden zu halten. Sie bittet mich ausdrücklich darum, auch wenn sie ab Freitag drei Wochen lang in China weilt; in Peking, bei den Olympischen Spielen.

„Ich drücke Ihnen fest die Daumen", sagt sie zum Abschied.

Kurz darauf fahren wir in die Bielefelder Fachklinik. Bis auf einen Kurzbesuch meines Schwiegervaters vor ein paar Jahren bin ich seit der Geschichte mit Mark nicht mehr hier gewesen. Aus dieser Zeit aber kenne ich noch fast jede Ecke, jeden Winkel.

In der Notaufnahme müssen wir einige Zeit warten, ehe ich aufgerufen werde. Die junge Ärztin starrt meine Freundin kurz komisch an, ehe sie freudig feststellt, dass die beiden sich kennen: Sie haben früher im Erdkunde-Leistungskurs nebeneinander gesessen, sich aber nach dem Abi aus den Augen verloren. Eine komische Szene angesichts der ernsten Situation, aber sie hellt auch meine Stimmung auf – für kurze Zeit zumindest.

Die Ärztin fragt kurz einige Sachen ab und erläutert mir, dass das weitere Vorgehen noch nicht ganz klar sei.

„Am Nachmittag werden Neurologen und Chirurgen sich die Bilder genau anschauen und dann gemeinsam entscheiden, ob Sie operiert werden müssen oder nicht."

Es spreche auf den ersten Blick vieles für einen operativen Eingriff – ob der Größe und der Lage des Tumors.

„Bis dahin kommen Sie auf eine Aufnahmestation, wo Sie auch über Nacht bleiben. Morgen werden Sie dann verlegt, entweder auf die rein neurologische oder auf die neuro-chirurgische Station."

Letzteres ist dann angesagt, wenn sich die Ärzte entscheiden, zu schnippeln.

„Kann ich nicht noch mal zu Hause schlafen, wo doch sowieso nichts passiert hier?"

Immerhin ist es noch nicht einmal Mittag.

Das darf die junge Ärztin nicht selbst entscheiden und holt daher den Oberarzt, Dr. Fuchs*. Ein sympathischer Mann, der später eine wichtige Rolle spielen soll. Das ahne ich jetzt aber noch nicht. Meine Bitte indes muss er ablehnen. Ich habe mir das schon gedacht: Mit der Aufnahme hat die Klinik wohl die Verantwortung und damit auch die Haftung für mich übernommen, und kann mich jetzt nicht einfach wieder gehen lassen, auch nicht für eine Nacht.

Nach einer Reihe von Blutentnahmen, Fragebögen und sonstigen Formalitäten werde ich auf die Aufnahmestation geschickt. Meine Sachen packe ich gar nicht erst aus. Mit meiner Freundin überlege ich nun, wie wir meine Eltern und meine beiden Brüder benachrichtigen sollen.

Wir entscheiden, dass wir meine Mutter auf dem Nachhause-Weg von der Arbeit abfangen und hierher lotsen wollen. Sie soll nicht von Anfang an wissen, was los ist. Ich rufe sie also an und sage ihr, dass ich an einer bestimmten Stelle ihres Weges auf sie warte. Dieser Treffpunkt ist unweit der Klinik, deshalb muss meine Freundin, die ich stattdessen schicke, auch erst kurz vorher weg.

Der erste Moment, an dem ich allein bin. In dem mir so richtig bewusst wird, was passiert ist. Ich mache mir Sorgen, wie meine Mutter wohl auf die Nachrichten reagiert.

Kurz darauf kommt sie mit meiner Freundin ins Zimmer. Man sieht ihr an, dass es gesessen hat. Sie versucht, es zu überspielen.

„Du Schlingel! Deine Mutter so auszutricksen!"

Wir verlassen das Zimmer und suchen uns ein Plätzchen auf dem Balkon.

Nach dem Telefonat habe sie nachgedacht, was ich denn wolle.

„Ich habe mit einer besseren Nachricht gerechnet."

Mit etwas, was meine Freundin und mich angehe.

Ich sage, dass ich mich nicht getraut hatte, ihr am Telefon reinen Wein einzuschenken.

„Das verstehe ich natürlich."

Sie bleibt bis zum späten Abend bei mir.

So lange dauert nämlich das Warten auf den Arzt. Neurologen und Chirurgen haben ja am Nachmittag darüber zu entscheiden, ob eine Operation notwendig und sinnvoll ist. Ich frage immer wieder auf meiner Station, wann ich denn erfahre, wie es weitergeht. Die Schwestern telefonieren immer wieder, ohne eine befriedigende Antwort zu bekommen.

„Es kommt gleich jemand", heißt es mehrmals.

Wann oder wie lange gleich ist, erfahre ich nicht.

Deshalb melde ich uns zwischenzeitlich auf den Balkon ab. Just in dieser Zeit kommt ein Arzt, trifft mich im Zimmer nicht an und dampft gleich wieder ab – statt im Schwesternzimmer zu fragen, wo ich denn bin. Und so müssen wir weiter warten, meine Mutter, meine Freundin und ich. Bis der Arzt kommt ...

Den ganzen Nachmittag, bis die Sonne schließlich untergeht.

Ich nutze die Zeit für ein paar Telefonate. Zuerst rufe ich meinen Vater an. Er arbeitet im Außendienst, und ist für eine Nacht auf Rügen zwischengelandet.

Komischerweise habe ich eigentlich den ganzen Tag über selten Schwierigkeiten mit meiner Situation, aber immer, wenn ich einer nahestehenden Person erzähle, was passiert ist, kommen mir die Tränen.

Mein Vater reagiert mit einer Mischung aus Fassungslosigkeit und Aufmunterung.

„Lass jetzt nicht den Kopf hängen. Warte ab, was passiert."

Meinem älteren Bruder dagegen fehlen am Telefon die Worte. Er versucht erst gar nicht, mich aufzumuntern nach dem Motto: Komm, es wird schon wieder. Das bleibt auch in der Zeit danach so, und ist auch richtig so, denn es ist glaubwürdig. Er ahnt von Anfang an, dass ich ihm Aufmunterung und Optimismus ohnehin nicht abkaufen würde.

Mein kleiner Bruder dagegen reagiert relativ gefasst, als ich ihn anrufe. Später beim Telefonat mit meiner Mutter ist er aber völlig außer sich und lässt seinen Tränen freien Lauf.

Für all diese Gespräche habe ich jetzt Zeit, denn wir warten immer noch. Meine Freundin muss eigentlich kurz mal weg, zu ihren Eltern, die ja nun auch noch von gar nichts wissen. Als es nun noch mal heißt, es werde noch etwa eine Stunde dauern, macht sie sich kurz auf. Sie ist nur wenige Minuten weg, da steht natürlich plötzlich ein Arzt im Rahmen der Balkontür. So bin ich mit meiner Mutter allein, als der Mediziner, kaum älter als ich, uns eröffnet, wie man sich entschieden hat.

„Sie müssen operiert werden, möglichst noch in dieser Woche."

Ich erinnere mich, dass man meinem besten Freund auch eine schnelle OP in Aussicht gestellt, den Termin aber immer wieder verschoben hat. Ich befürchte ähnliches, sage aber zunächst nichts.

„Morgen werden Sie auf eine neurochirurgische Station verlegt", fährt er fort.

Eine Frage habe ich. Sie hat sich mir quasi den ganzen Nachmittag aufgedrängt.

„Wie sieht denn der Eingriff konkret aus, sprich: Wo wird die Säge angesetzt?"

Ich zeichne mit meinen Zeigefingern eine imaginäre Hutkrempe an meinem Kopf.

„Kommt ein ganzer Deckel ab?"

Das ist ja nun für die Zukunft nicht ganz unwesentlich, denn eine solche Narbe kann man zeitlebens nicht übersehen. Komisch, dass mich eine solche eher kosmetische Frage umtreibt, aber in diesem Moment habe ich die wirkliche Gefahr wohl noch nicht so ganz begriffen.

Zu meinem Schrecken bejaht er meine Frage nach dem „Deckel". In diesem Moment ist die Schlaflosigkeit der kommenden Nacht besiegelt.

Angst

Die ersten Tage

Als ich ins Zimmer zurückkehre, ist mein Bettnachbar zwar entlassen worden. Aber kurz darauf bekomme ich einen neuen. Einen Tippelbruder, der einen über den Durst getrunken hat und entsprechend stinkt. Im Schlaf wechseln sich Schnarchen und Verdauungsgeräusche ab, so dass ich kein Auge zu bekomme. Aber ich glaube nicht, dass das ansonsten anders gewesen wäre.
Jedenfalls bin ich froh, als der Morgen graut und das Leben auf der Station wieder beginnt. Bald nach dem Frühstück kommt meine Freundin.

Kurz darauf geht die Tür auf, und eine fröhliche Schwester steht vor mir.
„Guten Morgen! Ich hole Sie ab auf unsere Station."
Nach dem frühmorgendlichen Tief geht es jetzt steil bergauf mit meiner Laune. Ich bekomme einen Platz am sonnigen Fenster in einem Drei-Bett-Zimmer. Die beiden Zimmerkumpanen sind sehr nett, auch wenn ihre Frage „Na, auch Bandscheibe?" bei mir nur ein müdes Schmunzeln auslösen kann.
Bald darauf kommt ein Arzt und nimmt uns mit in sein Zimmer, um den Eingriff nicht im Beisein anderer Patienten erläutern zu müssen. Er hat erkennbar Wurzeln im Nahen Osten, spricht aber gut Deutsch und ist nett. Er erklärt uns in aller Ruhe, warum man sich für eine Operation entschieden habe.
„Der Tumor kann leicht operiert worden, weil er sehr gut liegt."
Ich erzähle ihm Marks Geschichte, auch weil mir seine Worte sehr bekannt vorkommen. Damals hat es ebenfalls geheißen, der Tumor liege sehr gut.
„Wann ist das denn gewesen?", fragt er.
„Vor sieben Jahren."
„Und was ist damals genau passiert?"

Ich erzähle ihm alles, was ich noch weiß. Das ist eine ganze Menge, denn so etwas brennt sich fest im Gedächtnis.
Mir ist es sehr wichtig, die Mediziner von meinen schlechten Erfahrungen mit eben dieser Krankheit – und auch dieser Klinik –

von Anfang an wissen zu lassen. Ich habe es mittlerweile bereut, dem Röntgenarzt am Freitag diese Vorgeschichte verschwiegen zu haben. Das hätte ihm meine heftige Reaktion auf die Diagnose vielleicht erklärt. Allerdings habe ich das nicht bewusst getan – es ist mir in diesem Moment einfach nicht in den Sinn gekommen.

„Der Tumor ist allerdings auch nicht ganz klein, schon deshalb kommen wir um einen Eingriff nicht herum", fährt der Arzt mit den nahöstlichen Wurzeln fort.
Dass der Kopfschmerz sich auf der anderen, rechten, Schädelhälfte bemerkbar gemacht hat, sei vielleicht mit dem Druck zu erklären, den der Tumor in meinem Kopf bewirkt habe.
„Spätestens am Freitag findet die Operation statt. Die Nacht danach verbringen Sie noch auf der Intensivstation, und dann dauert es etwa eine Woche, bis die Gewebeprobe im Labor untersucht ist und wir genau wissen, was für ein Tumor es ist."
Er erklärt mir, dass man vier Arten von Hirntumoren unterscheide, Grad eins bis vier. Eins sei der einzig Gutartige – aber auch das sei dann keine Garantie, dass er nicht nachwachse. Überhaupt sei eigentlich nur das Tempo des Nachwachsens unterschiedlich, wenn sich denn etwas nachbilde.
Bei vier allerdings habe man die schlechteste Prognose. Mark hatte einen solchen Tumor gehabt. Deshalb hatte man nur kurz nach seinem Tod auch behauptet, es sei besser gewesen, dass er schnell gestorben sei. Daran erinnere ich mich jetzt.
„Nach den Bildern vom Kernspin tippen wir bei Ihnen auf Grad zwei oder drei", fährt der Arzt fort. Genaues werde aber eben erst das Labor sagen können, nach einer ausführlichen pathologischen Begutachtung.
In den kommenden drei Tagen bis zur Operation werde es noch einige Untersuchungen geben, die im Krankenhaus Routine seien.

Immerhin gibt er in einem wesentlichen Punkt Entwarnung: Einen Deckel müsse man nicht abnehmen.
„Das machen wir nie so. Wer hat Ihnen das denn erzählt?"
Es könne sich nur um ein Missverständnis handeln.
Ich habe später mit meiner Mutter darüber gesprochen, die abends dabei gewesen ist, als der Arzt endlich kommt und sich zu dem Thema äußert. Sie hat genauso eindeutig verstanden wie ich: Es kommt ein ganzer Deckel ab.

Eines der vielen – unerfreulichen – Missverständnisse.

Ein Röntgenbild von der Lunge, noch mal Blutentnahmen, die ich ja so liebe, und ein Belastungs-EKG – so werde ich an den kommenden Tagen bei Laune gehalten. Das alles ist wohl in Ordnung, wie ich auf meine Nachfragen hin erfahre – ohne mein Interesse hätte niemand mit mir über die Ergebnisse gesprochen.

Am Mittwoch geht plötzlich die Zimmertür auf, und ein Taxifahrer steht da.

„Guten Tag. Ich soll Sie zur Kernspin-Untersuchung fahren!"

In eine benachbarte Klinik, ein paar hundert Meter entfernt.

Ich habe null Ahnung was er will und rufe eine Schwester.

„Ja, hat denn der Arzt nicht mit Ihnen gesprochen? Sie müssen noch mal in die Röhre! Es ist ja auch noch gar nichts vorbereitet", meint sie nach einem Blick auf meinen Kopf überrascht.

Die Schwester ruft den Arzt, der mich schließlich „vorbereitet" – was heißt: eine Handvoll kleiner Pinöckel wird an meinem Kopf befestigt. An den jeweiligen Stellen rasiert er die Haare weg, so dass ich aussehe wie vom Mars.

Es werde ein so genanntes Funktions- und Navigations-MRT gemacht, erklärt er mir. Zum einen muss ich auf Kommando bestimmte Dinge denken. Oder kleine Aufgaben lösen. So will man sehen, wo in meinem Gehirn gedacht, gerechnet und gefühlt wird. Denn diese Hirnregionen sind in dieser speziellen Röhre sichtbar, wenn sie arbeiten. Und diese „Arbeitsteilung" ist in jedem Gehirn verschieden. Mit diesen Bildern kann man feststellen, wie gefährlich der Tumor liegt.

MRT steht übrigens für Magnet-Resonanz-Tomografie.

Anhand der Pinöckel, die dann auf den Aufnahmen genauso zu sehen seien wie der Tumor, könne man die Operation besser steuern – eben navigieren, meint der Arzt. Denn möglicherweise könne man nach Öffnung des Schädels auf den ersten Blick nicht so einfach gutes von schlechtem Gewebe unterscheiden.

So lerne ich dann innerhalb weniger Tage schon die zweite Röhre von innen kennen. Die Prozedur dauert diesmal fast eine Stunde.

Die Untersuchung ergibt, dass der Tumor zwar gut sichtbar getrennt, aber ziemlich dicht sowohl neben dem Sprachzentrum als auch in der Nähe einiger Regionen liegt, die für motorische

Prozesse zuständig sind. Das hat mir später nach der Operation so manche Einschränkung erklärt.

Danach dröhnt mir der Kopf, und ich bin froh, wieder auf meinem Zimmer zu sein. Meine Freundin hat dieser Tage frei und wartet schon auf mich.

Am Nachmittag entscheide ich, meine Freunde zu benachrichtigen. Bis dahin habe ich Angst davor gehabt, aber jetzt finde ich, dass es Zeit ist, die Bombe platzen zu lassen. Ich greife also zum Telefon, um die besten meiner Freunde ausführlich zu informieren.

Die Reaktion ist im doppelten Sinne bombastisch: Zum einen sitzt der Schock bei allen tief, aber zugleich ist die Anteilnahme riesig. „Wann können wir Dich denn besuchen?", fragen sie.

Und tatsächlich sind sie noch am selben Nachmittag da. Alle.

Das macht mir zum einen deutlich, wie tolle Freunde ich habe. Zum anderen führt es mir vor Augen, wie schlimm meine Diagnose ist. Eine der vielen Ambivalenzen dieser Tage.

Der Cabrio-Fahrer

Meine Freundin und meine Mutter werfen sich verstohlen Blicke zu. Blicke, die verraten, dass sie von dem Mann angetan sind, der soeben den Raum betritt. Äußerlich attraktiv, muss ich zugeben. Gut eins achtzig groß, dunkles, etwas längeres Haar, markante Gesichtszüge. Leicht gebräunt, und ein einnehmendes Lächeln. Wenn man es böse meint, könnte man sagen: ein Aufreißertyp.

Man kann sich jedenfalls gut vorstellen, wie er mit seinem Cabrio durch die Stadt fährt. Ich kann aber nicht beschwören, ob er eins hat. Oder überhaupt jemals hatte.

Jedenfalls stellt er sich als Dr. Wilhelmi* vor. Mein Operateur. „Übermorgen nehme ich den Eingriff vor. Morgen habe ich frei, da kann ich mich zu Hause im Garten schön erholen", sagt er mit einem Lächeln.

„Was passiert da eigentlich genau im OP?", will ich wissen.

„Ganz einfach", sagt Dr. Wilhelmi. „Morgens holen wir Sie ab; Sie bekommen dann erstmal Ihre Narkose. Von der Operation kriegen Sie also nichts mit."

„Wie lange dauert der Eingriff?"

„Etwa zweieinhalb Stunden. Sie werden dann später auf der Intensivstation aufwachen, und da auch die Nacht verbringen."

Das weiß ich ja bereits.

Während er mir das erläutert, steht Dr. Wilhelmi lässig da, ein Bein angewinkelt und an der Wand abgestützt. So ist es auch später meistens – egal, wie ernst unser Gesprächsthema ist.

„Wie sieht denn der Schnitt genau aus?", will ich wissen.

Dr. Wilhelmi malt mit seinem Zeigefinger eine etwa 15 Zentimeter lange Linie auf seinem eigenen Kopf, vorn an der Stirn beginnend, bis etwa zum höchsten Punkt des Kopfes. Leicht links von der Mitte versetzt.

„Wir sägen einen Spalt aus Ihrem Schädel heraus, in der Mitte bis zu zwei Zentimeter breit."

Mehr Platz brauche man nicht.

„Wir kommen an alles gut ran, was wir raus schneiden müssen."

Möglichst viel wolle man herausnehmen.

„Funktionalität", so sagt er aber, „geht vor Radikalität."

Sprich: Ehe man Wesentliches kaputt macht – und davon gibt es ja so einiges zwischen den Ohren – werde man im Zweifel eher ein bisschen von dem Tumor zurücklassen.

Ich nicke stumm.

Das Gespräch verläuft schleppend, vielleicht normal angesichts dieses Thema. Da geht so jeder seinen eigenen Gedanken nach.

Alle weiteren Fragen die ich habe richten sich komischerweise an seine Person.

„Woher stammen Sie denn?", frage ich neugierig.

„Gebürtig bin ich Ammerländer", meint der Oberarzt.

Ich erzähle ihm, dass es uns immer wieder in den Norden ziehe – und dass wir jetzt gerade nach Juist haben fahren wollen, uns aber mein Hirntumor quasi dazwischengerutscht ist.

Als ich die Insel nenne, lacht Dr. Wilhelmi. „Juist ist auch meine Lieblingsinsel, da fahre ich auch immer wieder gern hin!"

So seltsam es klingt: Jetzt haben wir ein gutes Gesprächsthema gefunden.

Die nette Plauderei ohne Zeitdruck sorgt dafür, dass ich ein gutes Gefühl habe, als Dr. Wilhelmi geht. Trotz aller Zweifel an meiner Zukunft: Dem kann man trauen, dass er sein Handwerk versteht.

„Viele hundert solcher Tumoren habe ich schon operiert," sagt er noch zuletzt und streckt mir seine Hände entgegen. Ich wundere mich ein wenig über diese Geste, sehe aber immerhin kein Zittern! „Machen Sie sich also keine Sorgen!"
Das ist leicht gesagt. Natürlich mache ich mir Sorgen. Alles andere wäre ja auch töricht gewesen, denn schließlich stehen meiner Mutter, meiner Freundin und allen weiteren Familienmitgliedern und Freunden auch Sorgen ins Gesicht geschrieben. Natürlich, angesichts dieser Diagnose.

Ich habe auch in den kommenden Tagen das Gefühl, wie eine Maschine einfach nur zu funktionieren. An meinem Bett liegt ein Block, in den ich nun alles Wesentliche hineinschreibe. Finanzielle Dinge, aber auch einen letzten Willen, falls die Operation schlecht ausgeht. Nach kurzem Überlegen halte ich auch fest, dass ich Angst vor Feuer habe und deswegen auf keinen Fall verbrannt werden will. Mittlerweile sehe ich das übrigens anders.
Ich notiere, dass meine Familie mit meiner Freundin halbe halbe machen sollen, was mein Vermögen angeht. Da hat sich über die Jahre ja einiges angesammelt. Meine Freundin hätte juristisch wohl keinerlei Ansprüche gehabt, weil wir auch nach mehr als einem gemeinsamen Jahrzehnt den Weg zum Traualtar bis dahin nicht gegangen sind. Ich unterdrücke Tränen, als ich diese Punkte nacheinander mit meiner Freundin und meiner Mutter durchgehe.

Am Donnerstag, dem Tag vor der Operation, kommt dann der Rest der Familie. Mein Vater hat sich von der Ostsee auf den Weg gemacht, mein älterer Bruder besucht mich mit Frau und beiden kleinen Kindern, und mein jüngerer Bruder kommt mit Frau und Tochter. In diesem Moment fällt mir auf – wieder einmal – dass sie haben, was ich mir wünsche: eine eigene Familie. Für diesen Moment sind sie alle meine Familie, und ihre Anteilnahme überwältigt mich. Sie bleiben bis zum späten Abend.
Meine Freundin geht schließlich als Letzte und nimmt mich zum Abschied noch einmal richtig in den Arm. Ich bin bis dahin voller Kraft gewesen, aber habe jetzt wo es still wird Mühe, zur Ruhe zu kommen. Es gelingt mir trotzdem irgendwann, ich kann sogar ein wenig schlafen.
Morgens geht die Tür auf, wie gewohnt zu früher Stunde. Ich habe zwar vor vielen Jahren den Sprung vom Studentendasein ins

Berufsleben geschafft, mich aber nie an eine frühere Morgen-stunde gewöhnt. Alles vor acht Uhr ist für mich noch mitten in der Nacht. Jetzt ist es sechs, und die Schwester hat interessante Nachrichten für mich.

„Es hat eine Änderung im OP-Plan gegeben. Sie sind doch als Erster dran und nicht als Zweiter wie vorgesehen."

Ich überlege kurz, ob ich das jetzt gut oder schlecht finden soll, und entscheide mich für Ersteres. Ein Frühstück hätte ich sowieso nicht zu mir nehmen dürfen, kurz vor der Operation. So schlecht ist es also nicht, dass es jetzt losgeht.

An den Weg zum Saal erinnere ich mich kaum noch. Kein Wunder: Ich habe bereits die so genannte Scheißegal-Tablette eingeworfen, entsprechend nehme ich meine Umwelt etwas, sagen wir mal, gedämpft wahr.

Der nächste Eindruck, an den ich mich erinnern kann, ist ein verschwommener: Der oben beschriebene Cabrio-Typ im weißen Kittel steht an meinem Bettende.

„Der Eingriff ist ohne Komplikationen verlaufen. Wir haben alles entfernen können."

Ich nicke und muss mich anstrengen, ein „Alles?" aus meinen Lippen zu pressen.

„Ja, alles", sagt Dr. Wilhelmi.

Entsprechend freue ich mich, und mir laufen Tränen übers Gesicht.

Ich beginne in den folgenden Stunden, mein Umfeld auf der Intensivstation zunehmend stärker wahrzunehmen. Es sind noch zwei weitere Patienten in dem Raum. Geradeaus hinter der Trennwand höre ich jemanden röcheln, links schläft auch jemand. Überall piepende Monitore.

Irgendwann kommen meine Mutter, mein Vater und meine Freundin. Letztgenannte verkraftet meinen Anblick nicht so besonders gut und muss sich setzen. Habe ich schon erwähnt, dass sie als Krankenschwester auf einer Intensivstation arbeitet? Na ja, fremde Leute so zu sehen wie mich, mit all den Kabeln und Monitoren, ist wohl doch noch etwas anderes als den eigenen Lebenspartner. Ich bin aber viel zu benebelt, um das zu begreifen.

Damit sie sich setzen kann, muss die Trennwand vor mir ein wenig verschoben werden. Ich kann dadurch einen Blick werfen auf den

Patienten, der röchelnd dahinter liegt. Was heißt röchelnd, er hat in diesem Moment damit aufgehört und glotzt nun neugierig herüber. Er ist genauso benebelt wie ich.

Meine Familie darf nur kurz bleiben, dann müssen die drei gehen. Morgen Vormittag wollen sie aber wiederkommen.

In der Nacht werde ich dann immer wacher anstatt müder. Dreimal bekomme ich auf meinen Wunsch hin eine Pille zum Pennen. Hilft aber alles nix. Wie soll man bei dem Gepiepe und Geröchel auch schlafen?

So bin ich froh, als endlich der Morgen da ist. Ich warte lange auf meine Familie – vergeblich. Weit nach dem verabredeten Zeitpunkt – ich bin seit Stunden völlig runter mit den Nerven und den Tränen nahe – stehen sie dann plötzlich da.

„Man hat uns nicht vorgelassen", erklärt meine Mutter.

„Wir haben alles versucht."

Ärgerlich, denn auch ich habe mehrmals beim Intensiv-Personal nachgefragt, und stets die Antwort bekommen, meine Familie sei noch gar nicht da. Dabei sind sie mehrfach abgewiesen worden und haben sich schließlich auf mein Zimmer zurückgezogen, um zu warten.

Kurz darauf schiebt man mein Bett zurück auf die Station. Verkehrt herum und daher nicht schulmäßig, wie meine Freundin später feststellt. Um mich orientieren zu können, muss ich mit dem frisch operierten Kopf fürchterlich hin und her eiern. Schließlich sind wir da.

Ich bin wegen der stundenlangen Warterei richtig heiß gelaufen und will unbedingt unter die Dusche. Ausgerechnet jetzt versagt der Türschließ-Mechanismus. Ich teile mir nämlich das Bad mit dem Nachbarzimmer, und wenn eine der beiden Türen verriegelt ist, verschließt sich die andere ebenfalls automatisch – damit es nicht zu ungewollten Begegnungen kommt. Dieser Mechanismus ist anscheinend defekt, denn obwohl keiner im Bad ist, lässt sich die Tür nicht öffnen.

Mein Vater mobilisiert schließlich das Personal, und irgendwann nach gefühlten Stunden gelingt es, mit einem Schraubendreher die Tür zu öffnen.

Mit der Hilfe meines Vaters dusche ich. Im Spiegel kann ich jetzt erstmals sehen, wie ich aussehe.

„Stromberg", fällt mir als Erstes ein. Diese Comedy-Serie mit dem Versicherungs-Fuzzi, gespielt von Christoph Maria Herbst. Oben null Haare, darunter ein lustiger Haarkranz.

Nur die dick gepflasterte Narbe fehlt natürlich im Fernsehen. Mit der roten Desinfektions-Flüssigkeit, die verdammt juckt in der Wärme. Auch deshalb brauche ich dringend eine Dusche.

Ich bin noch total wackelig auf den Beinen, und kann nicht klar äußern, was ich will. Überwiegend kommuniziere ich mit Gesten, in knappen Worten, und wenn ich auf eine Frage Ja antworte, kann das auch das Gegenteil bedeuten.

Probleme habe ich vor allem immer dann, wenn ein Oder im Spiel ist, ich also zwischen zwei Antworten wählen soll. Das hat auch die Nachtschwester auf der Intensivstation zu spüren bekommen. Sie hat mich mit solchen „Oder-Fragen" fast in die Verzweiflung getrieben.

Sprechen kann ich jedenfalls nicht sauber. So beschreibt mich Dr. Wilhelmi in den ersten Tagen nach dem Eingriff als „wortkarg". Ich will einfach nicht.

Dass das – wenn es so geblieben wäre – sogar das Ende meiner Reporterkarriere bedeute hätte, begreife ich noch nicht – glücklicherweise. Ich bin viel zu beschäftigt mit den kleinen Dingen meines Alltags, den ich mir so schnell wie möglich zurück erobern will.

Moonraker

Am Freitag die Operation, am Samstag bin ich zurück in meinem Zimmer. Bis zum späten Abend bin ich ziemlich verzweifelt: Nichts klappt ohne fremde Hilfe. Für einen Macher wie mich so ziemlich der Super-GAU. Und was klappt, dauert ewig. Langsam aufstehen, langsam bewegen, und auf dem Klo läuft es auch erst einmal nicht wie gewünscht.

Erst Tage später normalisiert sich meine Verdauung. Wasser lassen kann ich erst mal gar nicht.

Die dafür vorgesehene Urinflasche hängt direkt am Bett in einer Halterung. Ich versuche es mehrmals – es kommt nichts.

Ich verscheuche meinen Besuch aus dem Zimmer und versuche es wieder – ebenfalls ohne Erfolg. Schließlich setze ich mich auf die Bettkante, und siehe da: In gewohnter Position läuft es plötzlich im wahrsten Sinne des Wortes!

Stolz wie Oskar reiße ich die Zimmertür auf, um das Ergebnis zu präsentieren. Und damit Schrecken in die Gesichter meiner Familie und Freundin zu zaubern: Eigentlich hätte ich das Bett noch gar nicht verlassen dürfen!

Das bemerke ich jetzt auch erschreckt – und bewege mich ruhig und langsam wieder zurück in die Kiste.

Während der OP ist mir ein Katheter gelegt und wie alle anderen Strippen unter mal mehr, mal weniger großen Schmerzen am Samstagmorgen gezogen worden. Zwei an den Händen, eine am Hals, eine im Arm, und eben zwei – na ja, da unten, eine vorne, eine hinten. Zur Beatmung habe ich auch einen Schlauch im Hals, aber das Personal ist so freundlich, ihn zu entfernen, als ich noch nicht wieder ganz bei Sinnen bin.

An die sonstigen Entkabelungen habe ich allerdings schmerzhafte Erinnerungen, vor allem an den Katheter.

Der Pfleger versucht mich abzulenken mit einer Frage.

„Wo waren Sie zuletzt im Urlaub?"

Ich nenne spontan die Nordseeinsel, auf der wir eigentlich das vergangene Wochenende hatten verbringen wollen.

„Nee, Quatsch – in Schottland war ich zuletzt!"

Bis ich das beieinander habe, ist der Schlauch raus. Trotzdem tut es höllisch weh!

Auch deswegen kann ich anfangs nicht so wie ich eigentlich muss. Erst Tage später läuft es wieder.

Ich kann kurz nach der OP auch noch nicht richtig pressen, so dass ich den ersten Stuhlgang zwei Tage später habe. Denn im Kopf machen bereits die ersten zaghaften Versuche gleich komische Knirsch-Geräusche, und da lasse ich es lieber gleich ganz bleiben. Richtig Bewegung kommt erst in die Sache, nachdem man mir mehrmals mit einem Einlauf droht …

Vielleicht liegt es auch an einer der unangenehmsten Begegnungen in der Krankenhauszeit, dass es plötzlich fluppt. Am Sonntag steht plötzlich ein kleingewachsener Arzt in meinem Zimmer.

„Ich bin die Wochenendbereitschaft. Bei so vielen Patienten kann ich mir also nicht allzu viel Zeit nehmen für jeden Einzelnen. Wenn Sie also eine dringende Frage haben, können Sie sie jetzt stellen. Aber alles weniger dringende stellen Sie bitte bis morgen zurück. Dann ist ja Montag, und an den Wochentagen haben wir normale Dienstpläne. Jetzt aber bin ich allein für fast hundert Patienten zuständig und habe deshalb wenig Zeit."

Dann klingelt sein Telefon, und ohne dass ich ein einziges Wort gesprochen hatte, ist der kleine Mann schon wieder verschwunden.

Ich habe zu diesem Zeitpunkt das Zimmer voller Besucher, und wir alle gucken uns verständnis- bis fassungslos an. Manch einer staunt sogar mit heruntergelassener Kinnlade.

Wir hören das längere Telefonat auf dem Flur auch deswegen fast wortwörtlich mit, weil der Weißkittel über ein gemessen an seiner Körpergröße sehr lautes Organ verfügt.

Dann steht er plötzlich wieder im Zimmer und wiederholt den Vortrag von eben in fast identischen Worten, nur noch umso ausführlicher.

„Was ist denn nun, haben Sie Beschwerden?

Ich sehe ihm an, dass er auf ein Nein hofft. Diesen Gefallen tue ich ihm aber nicht.

„Zwei Zehen am linken Fuß sind taub", sage ich in den knappen Worten, die ich derzeit zur Verfügung habe. Ich erinnere mich, dass ich das kurz vor der Operation auch schon einmal gehabt habe, es aber erst jetzt mit dem Hirntumor in Verbindung bringe. So genannte neurologische Ausfallerscheinungen, weil der Tumor auf die entsprechenden Steuerungs-Regionen im Gehirn drückt.

Mit seinem Auftritt sorgt der Doc jetzt für viel Unruhe, und das ist so ziemlich das letzte, was ich so kurz nach der OP brauche. Deshalb bemühe ich mich auch um klare Worte, auch wenn es mir schwer fällt. Und ihm geht es nicht schnell genug – entsprechend fällt seine Antwort auf mein Anliegen ein wenig überraschend aus.

„Und, was soll ich jetzt machen?"

Noch einmal fassungslose Blicke meiner Angehörigen.

Es folgt ein erneuter Vortrag, in dem der kleine Mann mit medizinischen Fakten um sich wirft, die sich bei genauem Hinhören aber als Allgemeinplätze entpuppen. Irgendwann ist er fertig, und verlässt den Raum, ohne zu fragen, ob nun alles geklärt sei. Ich weiß auch nicht genau, was ich geantwortet hätte.

Später erfahre ich, dass der hektische Weißkittel innerhalb der Klinik unter dem Spitznamen Ungarischer Kampfzwerg bekannt ist – und berüchtigt.

Die Tage nach der Operation sind ganz okay, aber die Nächte! Wenn der letzte Besucher gegangen sind – meistens meine Freundin oder meine Mutter – und es dunkel und still ist, beginnt die Geräuschkulisse. Vom Gebäude gegenüber dringt immer wieder ein komischer Laut herüber, der mich an den Raketenstart in James Bonds Moonraker erinnert. Wahrscheinlich ist es aber ein simpler Lastenaufzug.

Das Telefonklingeln der Station habe ich jetzt noch im Ohr – und zucke auch später noch manchmal kurz zusammen, wenn ich den Klingelton woanders höre. In meinem Fitnessstudio gibt es zum Beispiel eine ähnliche Telefon-Melodie. In Gedanken habe ich sogar ein kleines Lied daraus komponiert. Vielleicht habe ich doch eine musikalische Ader, wer weiß.

Ansonsten spüre ich kurz nach dem Eingriff immer wieder mal ganz oben im Kopf mein Herz schlagen. Ein unangenehmes Gefühl, immer dieses Dipp-Dipp-Dipp. Und wenn ich mich drehe, knirscht es fürchterlich. Alle Bewegungen müssen also möglichst sanft und weich sein, sonst bereiten sie mir Probleme.

Nachts hallt das Telefonklingeln natürlich immer dann über den Flur, wenn ich gerade einzuschlafen drohe. Meistens drehe ich so gegen ein Uhr noch eine Runde mit den Gehhilfen, die mir die Physiotherapeutin mitgebracht hat. Und lege mich danach wieder hin. Schlaf bekomme ich selten mehr als ein oder zwei Stunden. Zwischendurch versuche ich es mit Fernsehen, oder mit einem Buch. Ich kann mich aber kaum darauf konzentrieren, was wohl weniger an dem frischen Eingriff als an der Müdigkeit liegt. Aber pennen geht einfach nicht.

An einem Abend dringt plötzlich Musik durchs Fenster. Ein Gitarrenspieler tritt irgendwo im Haus auf und singt Klassiker, etwa von Simon and Garfunkel und den Beatles. Zwischendurch ist Applaus zu hören. Habe ich da etwa was verpasst? Ich kann mich nicht recht aufraffen, um wirklich nachzusehen, was los ist. Am offenen Fenster lausche ich der Musik, die etwas Beruhigendes an sich hat. Um kurz nach Mitternacht ist leider

Schluss, und ich versuche erneut, einzuschlafen. Wieder bleibt es – zumindest einige Stunden lang – beim Versuch.

Wenigstens nachts stolpert nicht dauernd jemand vom Personal ins Zimmer. Einige Schwestern haben die Gewohnheit, erst während des Eintretens zu klopfen. Maximal – einige klopfen auch gar nicht, so dass ich jedes Mal zusammenschrecke.

Dummerweise ist das Schwesternzimmer so nah, dass ich des Nachts gut hören kann, wie sie sich unterhalten und dabei lachen. Im Dunkeln ist ja alles noch mal lauter als am Tage, weil es eben wenig andere Geräusche gibt.

Wer einmal länger im Krankenhaus gelegen hat, weiß, dass wenig passiert. Und man sich oft am Ende eines Tages wundert, wo all die Stunden geblieben sind.

Auch so gesehen ist es ganz gut, dass ich fast rund um die Uhr Besuch habe. Man ist ja dankbar für jede Abwechselung. Allein bin ich nur nachts und in den frühen Morgenstunden, die ich in den Tagen nach der Operation immer besonders herbeisehne.

Sobald es hell ist, springe ich – langsam natürlich! – aus dem Bett, wasche und rasiere mich und ziehe mich an. Und harre der Dinge, die da kommen. Das Frühstück ist meist das erste davon. Zwei Zimmerwechsel in einer Woche haben den Essens-Computer nicht verwirren können, so dass ich täglich das von mir anfangs gewünschte Frühstück bekomme. Auch mit dem Mittagessen klappt es, aber die Wahl des Abendessens scheint die Maschine dann doch zu überfordern. Jedenfalls bekomme ich ein paar Tage lang nichts.

Meine Mutter sucht mir dann zusammen mit dem Personal ein paar Reste von anderen Tabletts zusammen, so dass ich nicht hungern muss.

In der Cafeteria gibt es zwar kleine Zwischenmahlzeiten, die ich selbst allerdings nie benötige. Meine Besucher machen allerdings gern von diesem Angebot Gebrauch. Ich nehme allenfalls mal ein Eis – und biologische Limonade, sehr im Trend und sehr lecker! Vier Sorten gibt es, die Cafeteria hat aber nur drei. Ausgerechnet my favourite taste gibt es nicht: Litchi! Was zur Folge hatte, dass ich das nur einmal leise bedauern muss – und fortan an dieser Geschmacksrichtung kein Mangel mehr besteht! Viele Besucher bringen mir jetzt nämlich genau diese Sorte mit.

Meine Freundin kommt jeden Tag nicht nur mit den Tageszeitungen zu mir, sondern hat auch stets meine kleine Thermoskanne dabei – gefüllt mit Eiswürfeln! Es ist ja sehr heiß draußen, und ich genieße meine Limonade gern kalt …

So bekomme ich die Tage irgendwie rum. Wie gesagt, irgendwer ist eigentlich fast immer zu Besuch. Großes Highlight ist der Sonntag, zwei Tage nach der Operation. Meine einzige Oma, zwei Tanten, ein Onkel – alle sind sie da. Mit kleinen Mitbringseln, von denen ich viele im Zimmer stehen habe.
Die Schwester meiner Freundin arbeitet zufällig als Pflegerin im selben Krankenhaus und lässt sich gelegentlich blicken. Auch meine Patentante kommt vorbei, und ein weiterer Onkel. Lange habe ich die beiden nicht mehr gesehen, und freue mich über ihren Besuch. Eine Freundin meiner Mutter besucht mich ebenfalls häufig. So kommt nie Langeweile auf.

Dennoch bin ich froh, dass der Entlassungstermin näher rückt. Eine Woche nach der OP soll ich möglicherweise schon raus kommen. Bis einen Tag vor der Entlassung ist es noch ungewiss, aber dann gibt es grünes Licht. Sogar die Fäden werden schon gezogen. Das zwickt manchmal ein wenig, aber wie heißt es so schön: Wer schön sein will, muss leiden. Deshalb ertrage ich die Zeremonie mit Fassung.

Ich fiebere dem Entlassungstag auch deshalb entgegen, weil ich dann das Laborergebnis bekommen soll. Noch während der OP hatte man Gewebeproben an die Pathologie weitergegeben. Eine Woche sollen die Untersuchungen dauern.

Doch es kommt ganz anders, leider.

Verzweiflung

Nix wie weg

Grad zwei oder Grad drei, Bestrahlung oder nicht, Chemotherapie oder nicht, Anschlussheilbehandlung oder nicht – diese Fragen sind bis kurz vor der Klinikentlassung ungeklärt.

Vieles deutet auf Grad zwei hin – die bessere Variante. Keine Bestrahlung, keine Chemo, keine Reha. Kurz vor der Entlassung sagt mir eine Oberärztin, dass 60 Prozent des Gewebes einen Grad zwei bestätigen.
Ich schlafe dadurch nicht besser – im Gegenteil.
Die Nacht auf Freitag ist die schlimmste, schließlich soll ich heute das Ergebnis mitgeteilt bekommen. Aber selbst wenn es die schlechtere Variante ist und mein Kopf noch bestrahlt werden muss – ich will nur noch raus.
Nicht mal zwölf Tage, aber ich habe einen totalen Klinik-Koller. Auch wenn ich viel Besuch, immer Abwechslung und ja auch noch Glück mit dem Wetter habe. Andererseits ist es ja fast eine Verschwendung an Sommertagen – die hätte ich zu anderer Zeit sicher besser gebrauchen können. Immerhin kann ich fast immer raus in den Klinikpark, wann immer Besuch da ist. Meistens legen wir einen Zettel auf mein Bett mit meiner Telefonnummer, falls jemand etwas will.

Das ist seit der Operation immer seltener der Fall.
Zu Wochenbeginn, also kurz nach der OP, muss ich noch mal in die Röhre. Die dritte Kernspin-Untersuchung innerhalb von zehn Tagen, und nach der niedergelassenen Röntgen-Praxis – wo der Tumor entdeckt worden ist – und der zweiten Untersuchung – die mit den Pinöckeln, für die ich ja mit dem Taxi in eine andere Klinik kutschiert worden bin – ist es auch die dritte Röhre. Denn diesmal können die Aufnahmen in der Fachklinik selbst gemacht werden.
Wie üblich gibt man mir Bilder mit. Aber wie ebenfalls üblich gibt es wenig Auskünfte dazu, was diese Bilder denn zeigen.
Ich selbst sehe mir sie natürlich an, und sehe viel Weißes. Ich habe ja nun einige Erfahrung mit Kernspin-Bildern, und Weiß bedeutet

eigentlich meistens Knochen oder Tumor. Jetzt ist es da weiß, wo vorher nix war.

„Das ist entweder eine Schwellung, oder aber eine Flüssigkeit", sagt man mir auf Nachfragen.

„Der Tumor ist jedenfalls raus, das zeigen die Bilder."

Ich sehe nur leider nicht wo.

In den nächsten Tagen ist weiterhin maximale Ablenkung bei minimalem Aufwand angesagt. Minimal für mich jedenfalls, während alle um mich herum rotieren. Aber das bekomme ich nicht bewusst mit.

Immer noch ist Hochsommer. Anfangs besorgt meine Freundin einen Rollstuhl und fährt mich damit in den Park. Ich bin froh, wieder an der frischen Luft zu sein. Schon nach wenigen Metern lege ich selbst Hand an. Immer ein paar Schritte mehr als ich anfangs will, ist meine Devise. Dabei fällt es mir schwer, mich nicht zu überfordern.

Andererseits merke ich schon in diesen Tagen, dass ich plötzlich eine immanente Bremse in mir habe. Mein Körper verlangt mir immer dann Ruhe ab, wenn es ihm zuviel wird.

Es wird außerdem sonst schnell warm unter meiner Mütze. Ich trage ein Cappy, eine Baseball-Schirmmütze. Glücklicherweise war das auch vorher schon der Fall, so dass ich später im Job und auch privat erst einmal nicht auffalle damit.

Im Winter ist das problematischer, weil man eine Wollmütze zwar draußen tragen kann, sie aber in beheizten Räumen abzusetzen pflegt – oder eben etwas bescheuert damit aussieht. So habe ich später im Winter meistens wenn ich eine Mütze aufhabe auch noch mein Cappy im Rucksack dabei.

Aber daran denke ich jetzt noch nicht, als ich im Rollstuhl meine ersten Runden durch den Klinikpark drehe. Einen Tag später kommt die Physiotherapeutin, übt mit mir eine halbe Stunde lang den Umgang mit den Gehhilfen, und fortan bin ich damit unterwegs. Geht auch gut, wenngleich ich insgesamt langsam bin, aber auch sein soll – und sogar will.

Dann ist er endlich da, der Freitag. Der Tag meiner Entlassung. Ich hocke schon früh auf gepackten Taschen, und habe mein bestes Hemd und eine frische Hose an. Nach dem Mittagessen soll es nach Hause gehen – endlich!

Abends will ich mir ein griechisches Essen holen – von einer Frittenbude nur ein paar Meter von unserer Wohnung entfernt. Aber deswegen muss ich jetzt in der Klinik nicht aufs Mittagessen verzichten! Ich habe ein Dankeschön fürs Pflegepersonal vorbereitet, und noch vor der Mahlzeit am Mittag kommt meine Freundin.

Nur noch schnell der Befund, dann nix wie weg, ab nach Hause! Auch mit Grad drei kann ich notfalls leben.

Was nun aber passiert, habe ich nicht erwartet.

Weder Grad zwei noch Grad drei – ich werde einfach ohne Befund entlassen. Das Labor ist schlicht nicht fertig geworden. Und wird es auch am Nachmittag nicht.

Mit dieser Situation bin ich völlig überfordert!

Ich habe meinen Freundeskreis schon für den morgigen Abend zum Grillen eingeladen. Das sage ich jetzt ab. Wir verlassen die Klinik also ohne Ergebnis, und machen uns auf den Weg zu den Eltern meiner Freundin. Dort trinken wir erstmal einen Kaffee.

Ich bin ziemlich geistesabwesend und benebelt, und lotse meine Mutter kurzerhand nach ihrem Büroschluss auch hierher. Sie und meine Schwiegereltern mögen sich und freuen sich über das Wiedersehen.

Allerdings haben sie alle Mühe, mich ein wenig aufzuheitern. Denn das habe ich nicht erwartet: gar keinen Befund!

Am frühen Montagmorgen greife ich gleich zum Telefon, um meinen Befund zu erfragen. So bin ich mit dem Krankenhaus verblieben. Kurz darauf die gute Nachricht: Grad zwei! Ich soll zur Besprechung noch mal in die Klinik kommen.

Wenig später machen wir uns auf den Weg, ich bereite während der Fahrt eine SMS vor, für meine Familie und die vielen Freunde, die dem Ergebnis ebenfalls entgegenfiebern. Bei der Besprechung gibt es dann allerdings doch noch eine kleine Einschränkung.

„Grad zwei, aber nicht ganz glatt. Sondern leider mit leichter Tendenz zu drei. Aber immer noch zwei," versichert mir die Oberärztin. „Das ist gewiss."

Allerdings muss ich deshalb vierteljährlich in die Röhre, und nicht nur einmal pro Halbjahr. Das wäre normal für einen Grad zwei gewesen. Den Befund bekomme ich auch schriftlich mit.

Aber die negativen Fußnoten haben mich irgendwie etwas verschreckt, daher schicke ich die vorher formulierte SMS erst ein wenig später und mit leichtem Unwillen los: „Grad zwei, ich heule vor Glück! Denn das bedeutet: keine Bestrahlung, keine Chemo, keine Reha!"
Ich kann mich nämlich gar nicht so richtig freuen. Auch wenn ich es ja schwarz auf weiß habe.

Vielleicht schon eine böse Vorahnung, denn es ist tatsächlich nicht das letzte Wort.

Alltagsprobleme

Meine Freundin blickt mich entgeistert an.
„Wie, so willst Du los?"
Erst als sie auf meine Füße zeigt, verstehe ich. Hausschuhe! Und das mitten auf der Straße!
Ich habe schlicht vergessen, geeignetes Schuhwerk anzuziehen. Und stehe jetzt mit Jacke, Cappy und Rucksack auf der Straße – aber eben auch mit Pantoffeln. Nach kurzer Fassungslosigkeit kann ich aber selbst darüber lachen.

Die Szene ist bezeichnend für die Wochen nach der Entlassung aus dem Krankenhaus. Ich muss mich im Alltag völlig neu orientieren. Habe ich früher komplexere und organisatorisch anspruchsvollere Vorgänge relativ problemlos auf die Reihe bekommen – und das in Rekordtempo! – scheitere ich jetzt schon, wenn ich zwei Dinge gleichzeitig tun soll. Aber bei Männern soll das ja normal sein, sagen mir immer wieder Leute, die witzig sein wollen.
Meistens sind es Frauen …

So stresst es mich enorm, wenn zum Beispiel gleich mehrere Fragen gleichzeitig auf mich einprasseln.

Zudem ergeben sich weitere Probleme, die ich in der Atmosphäre des Krankenhauses noch nicht zu spüren bekommen habe. So kann ich mich am Computer nicht konzentrieren, wenn nebenbei der Fernseher läuft. Das Surfen im Internet dauert ohnehin ewig, weil es mir schwer fällt, die vielen Reize alle auf einmal zu verarbeiten.

Auch die alltäglichsten Dinge bereiten Schwierigkeiten. Reden mehrere Leute durcheinander, kann ich niemandem so richtig folgen.

Beim Fernsehen wähle ich immer nur lustige Filme aus. Kein Witz! Alle unlustigen Streifen kann ich zunächst nicht ertragen, egal ob Thriller, Western oder Krimi. Da sterben Leute, das kann und will ich mir nicht angucken. So haben wir wochenlang auch den liebgewonnenen Tatort am Sonntagabend aus den heimischen vier Wänden verbannt.

Manchmal laufe ich nachts wirr und konfus durch die Wohnung. Meine Freundin bemerkt das und überzeugt mich dann sanft davon, dass das Bett der geeignetere Aufenthaltsort für die Nacht ist. Manchmal nehme ich Notiz davon, meistens aber fehlen mir am Morgen danach jegliche Erinnerungen an diese Auftritte.

Nach dem Wasserlassen habe ich oft das Bedürfnis, mich komplett umzuziehen – den alten Schlafanzug also gegen einen frischen einzutauschen. Das habe ich schon im Krankenhaus oft gemacht, wo ich mich überhaupt dauernd grundlos umgezogen habe. Ich kann mir dieses Phänomen bis heute nicht erklären.

Und zur Ruhe komme ich anfangs zu Hause nur, wenn dabei ein kleines Kerzenlicht brennt – das ich dann allerdings immer noch selbst löschen kann, bevor mich der Schlaf übermannt.

Überdies bin ich extrem mundfaul, was langfristig Probleme in meinem Job bringen kann. Denn bei der Recherche muss man fast täglich telefonieren, und wenn mir dann die richtigen Worte fehlen – und das ist noch eine ganze Weile so, auch als ich schon wieder angefangen habe zu arbeiten – dann kann es schwierig werden.

In den Tagen nach der Operation fällt mir auch das Schreiben einer einfachen SMS schwer. Es dauert jedenfalls ewig. Ich muss auf einmal genau gucken, welche Buchstaben auf welcher Zifferntaste liegen! Bis dahin habe ich das automatisch gewusst.

Auch handschriftlich läuft erst mal gar nix, das habe ich ebenfalls kurz nach der OP bemerkt. Ein paar einfache Worte auf Papier zu schreiben scheint mir auf einmal fast unmöglich.

Damit habe ich nicht gerechnet! Im Nachhinein gesehen egal, denn wie bei allen anderen Problemen mache ich schnell Fortschritte.

Auch sprachlich, denn ich arbeite fortan mit einem Logopäden. Zunächst zehn einzelne Stunden lang, und später noch mal zehn. Vorher habe ich nicht einmal genau gewusst, was ein Logopäde so macht. Aber dass ich Bedarf an Sprach- und Sprechübungen habe, macht man mir schnell deutlich. Jedenfalls verbringe ich nach der Entlassung aus der Klinik dreimal die Woche jeweils eine Stunde mit dem Sprach-Therapeuten.

Anfangs bin ich Meister der kurzen Sätze, spreche nicht mehr als nötig. Das ist vielleicht normal für einen Mann, nicht aber für einen Reporter!

Also machen wir uns ans Werk: Der Logopäde nennt mir Begriffe, ich bilde das Gegenteil dazu. Er liest einen Satzanfang vor, ich muss den Satz zuende führen. Er zeigt mir Abbildungen von Gegenständen, deren Namen ich nennen muss. Und so weiter.

Als Fan von Arminia Bielefeld fragt er mich gelegentlich nach Neuigkeiten, dem letzten Spiel oder Hintergründen, so dass ich zwangsweise etwas mehr als nur ein paar Worte ausspucken muss.

Als er einmal nicht da ist, bekomme ich eine Vertretung, die mit mir Scrabble spielt – ein Brettspiel, bei dem Worte gebildet werden müssen. Sicherlich keine Zeitverschwendung: Es macht Spaß und bringt gleichzeitig was. Mittlerweile steht so ein Scrabble-Spiel auch bei uns im Schrank. Für fünfzig Cent auf einem Adventsbasar erstanden – gebraucht, aber gut erhalten!

Allerdings mit englischsprachiger Anleitung – aber das stellen wir erst zu Hause fest ...

Nicht zuletzt bekomme ich einige Übungen für meine Stimme mit, die seit dem Eingriff immer noch etwas lädiert ist. Ich glaube heute, dass das eher psychosomatisch gewesen ist und einfach mit der Sorge zu tun gehabt hat, meinen Job nicht mehr ausüben zu können. Denn ohne Stimme ist man beim Radio nicht so gefragt! Genau so erkläre ich mir mittlerweile die sprachlichen Defizite – soweit sie nicht wirklich durch die Schnippelei bei der Operation entstanden sind.

Dass ich anfangs so wortkarg bin, hängt sicherlich mit der Angst zusammen, ausgerechnet da zu versagen, wo ich es mir nicht leisten kann – beim Sprechen. Als Reporter muss man aber reden, reden, reden …

Die Fortschritte der ersten Wochen sind für mich greifbar; ich bin täglich sicherer im Gebrauch meiner Sprache und Stimme. Nur komplexere Telefonate bereiten mir noch eine Zeitlang größere Probleme. Ein solches muss ich aber schon kurz darauf führen.

Kurz nach der Entlassung aus dem Krankenhaus habe ich wieder einen Termin bei meiner Neurologin Frau Dr. Schulz, die sich glücklich ob des Befundes äußert, aber ebenso fassungslos darüber ist, dass mir die Klinik keine Anschluss-Heilbehandlung verordnet hat. Ich bin eigentlich froh gewesen, wieder zu Hause zu sein, und habe mich erst einmal einfach nur in meinem Alltag wieder zurecht finden wollen.

Ihre Worte machen mich aber nachdenklich, und am folgenden Tag entscheide ich, doch noch eine Reha zu beantragen. Bei der Krankenkasse hole ich die entsprechenden Formulare. Soweit möglich, fülle ich die Vordrucke noch in der Geschäftsstelle aus. Mithilfe eines Sachbearbeiters, denn die Formulare haben so ihre Tücken. Und das selbst für mich, der ich nach jahrelanger Tätigkeit in einer öffentlich-rechtlichen Rundfunkanstalt durchaus nicht ungeübt bin mit Zettelwirtschaft und Bürokratie.

Natürlich will ich jetzt auch, dass es so schnell wie möglich geht. Doch da bremst man meine kühnen Erwartungen. Eine Woche Bearbeitungszeit sei Minimum, sagt man mir. Realistischer seien zwei oder drei Wochen.

Ich mache die Dringlichkeit meiner Reha deutlich, soweit ich es mit meinen wenigen Worten kann. Schließlich will ich so schnell wie möglich wieder arbeiten. Und dann muss die Kur ja beendet sein.

Ich bleibe hartnäckig am Ball und rufe immer sofort an, wenn die vom Sachbearbeiter genannten Fristen überschritten werden. Und so kommt es eben zu einem dieser komplexeren Telefongespräche.

Der Sachbearbeiter macht mir Vorwürfe, auf die ich nicht gleich richtig reagieren kann.

„Warum hat die Klinik nicht gleich eine Reha beantragt? Jetzt müssen Sie schon etwas Geduld mitbringen", heißt es am anderen Ende der Leitung.

Das Krankenhaus hat damals nicht darauf gedrängt, und ich habe in den Tagen nach der OP nicht alles richtig verarbeiten können. Einen kleinen Klinik-Koller habe ich auch gehabt, wie erwähnt, und finde die Idee nicht so reizvoll, gleich noch ein paar Wochen in medizinischen Mauern zu verbringen.

In Gedanken bekomme ich das zusammen – allein die passenden Worte fehlen mir jetzt am Telefon, so dass ich irgendwann verzweifelt auflege.

Die Vorwürfe des Sachbearbeiters ärgern mich hinterher dermaßen, dass ich meine Mutter bitte, mir in Sachen Reha-Antrag zu helfen. Sie macht es gern, und ein paar Tage später ist alles klar. Ich bekomme eine dreiwöchige Anschlussheilbehandlung zugesagt – nach knapp achtwöchigem Formularkrieg, vielen Telefonaten und anderen Ärgernissen.

Weil ich natürlich zu diesem Zeitpunkt schon wieder im Job bin, verlege ich die Reha kurzerhand auf den Januar – in die Bundesliga-Winterpause. Denn da habe ich am meisten Zeit!

Alle Hartnäckigkeit und Mühe ist also wenigstens nicht ganz umsonst gewesen, aber es ist sicher nicht optimal, wenn man nach einer Kopf-OP solchen geistigen und seelischen Belastungen ausgesetzt wird, um eine einfache Anschluss-Heilbehandlung zu bekommen. Anderen werden die Kuren schließlich nur so nachgeworfen, meistens sogar mit mehreren Einrichtungen zur Auswahl.

Eine Psychologin hat mal gesagt, wenn einem so ein Papiertiger quer käme, solle man ihn einfach mal fragen, ob er mit einem tauschen wolle. Ob er gern eine solche Krankheit hätte. Ich habe das aber nie ausprobiert …

Aber nicht nur sprachlich gibt es in diesen Tagen immer dann Probleme, wenn es kompliziert wurde. Auch bei mehreren parallel laufenden Handlungen läuft meistens etwas schief.

So haben meine Freundin und ich eines Tages wieder mal ein schwedisches Möbelhaus heimgesucht. Oft fahren wir nur zum Essen dorthin, und durchqueren die Möbelausstellung nur unter irgendeinem Vorwand. Diesmal aber haben wir unter anderem einen Duschvorhang erworben, denn unserer hat über die Jahre Grünspan angesetzt.

Allerdings gehen wir nicht ohne Essen, wobei das landestypische Gericht diesmal noch zu Hause zubereitet werden muss und nicht schon vor Ort verzehrt werden kann. Daheim angekommen, mache ich mich gleich ans Werk. Meine Freundin packt indes den Duschvorhang aus, um ihn passend zuzuschneiden.

Man muss dazu wissen, dass wir hinter der Badewanne ein Fenster haben, und das versuchen wir stets auch mit einem Stück Duschvorhang abzudecken. Außerdem ist er unten viel zu lang – auch da müssen wir mit der Schere ran.

Ich sehe eine Zeitlang dabei zu, gebe dann mehr und mehr Tipps und breite schließlich den Duschvorhang auf dem Flur aus, um selbst zu Zollstock und Schere zu greifen. Einige Minuten dauert es, dann ist alles passend.

Aus der Küche dringt allerdings mittlerweile ein unguter Geruch. Ich habe tatsächlich total vergessen, dass ich gleichzeitig etwas auf dem Herd stehen habe! Mit Mühe und Not können wir einiges davon retten, aber die Nudeln sind pappig, die schwedischen Hackbällchen teils etwas angebrannt, ebenso wie die Soße.

Einzig den Preißelbeeren ist nichts passiert, aber die warten ja auch noch im Glas auf ihren Verzehr …

Ein ähnliches Problem ergibt sich, als wir meinen Vater an der Ostsee besuchen. Das Wetter ist durchwachsen, aber das hält uns nicht davon ab, die meiste Zeit an der frischen Luft zu verbringen. Am letzten Tag haben wir frischen und geräucherten Fisch gekauft, den ich – wieder zu Hause angekommen – auf ein paar Brötchen verfrachten will, als Reiseproviant.

In der relativ kleinen Küche stehen mein Vater, seine Frau und meine Freundin um mich herum und schauen zu, und weil es nicht ganz so klappt wie ich eigentlich will, gerate ich zunehmend in Panik. Am Ende haue ich den Fisch viel zu dick auf die Brötchen. Wir haben einfach viel zu viel davon gekauft – Maulsperre ist also auf der Rückfahrt garantiert. Jedenfalls packe ich unter großen Schwierigkeiten hektisch alles zusammen, unter weitgehend fassungslosen Blicken meiner Anverwandten.

Irgendwann verlassen sie die Küche schweigend, und ich spüre natürlich, dass alle gemerkt haben, welche Probleme es mir macht, einfach nur ein paar Brötchen für die Fahrt zusammen zu hauen.

Solche Dinge ärgern mich natürlich nachhaltig. Sie erinnern mich daran, dass ich noch nicht wieder ganz der Alte bin. Und eine schwere Krankheit gehabt habe. Fürs Erste habe ich wohl das

Gröbste überstanden, aber sicher bin ich nicht, ob das wirklich alles gewesen ist.

Mir ist in dieser Zeit oft aufgefallen, dass ich einen Schutzpanzer um mich gebaut habe. Ohne aktives Zutun. Einen Automatismus, der steuert, was wie dicht an einen herankommen darf. Wenn ich mehr von der Ernsthaftigkeit meiner Situation begriffen hätte, wäre es allerdings auch nicht wirklich gut gewesen. Heute frage ich mich manchmal, wie ich diese Zeit überstanden habe.
Egal – irgendwie hat es geklappt.

Als ich kurz darauf ein neues Rezept für die Logopädie benötige, rufe ich Frau Dr. Schulz an. Und bitte in der Praxis wie üblich um Rückruf. An diesem Tag geht es mir richtig gut. Ich habe das Gefühl, mein Leben wieder in den Griff zu bekommen.
Ich weiß ja auch noch nicht, dass der Rückruf meiner Neurologin mich in ein tiefes Loch stürzt, aus dem ich nur mit einer großen Kraftanstrengung herauskomme.
Doch genauso ist es, leider.

Chemotherapie

Schon lange habe ich einen Termin mit meiner Augenärztin, und sehe jetzt eigentlich keinen Grund, nicht hinzugehen.
Das letzte Mal bin ich vor gut sieben Jahren bei ihr gewesen, und meine Brille fällt so allmählich auseinander.
Ich bin fast seit der Geburt Brillenträger. Damals ist festgestellt worden, dass ich schiele, und nach einer Operation im Alter von vier Jahren hat sich der Zustand schnell verbessert.
Heute habe ich nahezu keine Sehschwäche mehr, daher wundert es meine Augenärztin auch, dass ich eine neue Brille haben will.

Sie stellt mir trotzdem ein Rezept aus, aber das bringt ja ohnehin mittlerweile gar nichts mehr – man muss als Kassenpatient ja doch alles selbst zahlen.
Immerhin stehen die Daten drauf, die Dioptrie-Zahlen der Gläser und so weiter. Ich stecke das Rezept deshalb ein. Vorher haben wir den üblichen Seh-Test gemacht, wo man an eine Wand projizierte Zahlen ablesen muss, immer vier in einer Reihe.

Meine Augenärztin sieht die Narbe, als ich meine Mütze absetze –
nach Vorwarnung natürlich. Sie fragt vorsichtig einige Dinge ab,
etwa, welcher Grad es denn sei.
Daraufhin wird mein Augen-Innendruck gemessen – alles okay.

Allerdings habe ich Mühe, mich auf die kleinen Punkte an der
Wand zu konzentrieren, die – im Verlauf der Übung zunehmend
weiter außen – vor mir plötzlich zu sehen sind. Ich soll immer
einen Knopf drücken, sobald ein solcher Punkt erscheint. Damit
wird überprüft, wie weit mein Blickfeld reicht.
Es klappt gut – das Ergebnis ist jedenfalls hinterher unauffällig –
auch wenn ich wie gesagt Probleme habe, mich zu konzentrieren.

Denn kurz zuvor hat mein Telefon geklingelt, als ich in der Praxis
gerade aufgerufen worden bin und schon direkt vor dem Zimmer
meiner Augenärztin Platz genommen habe. Am anderen Ende der
Leitung: Frau Dr. Schulz.
Ich will von meiner Neurologin eigentlich nur ein Rezept für zehn
weitere Stunden Logopädie, also gehe ich mit dem Telefon vor die
Tür ins Treppenhaus, um die anderen Patienten nicht zu belästigen.

Was ich dann von Frau Dr. Schulz höre, habe ich nicht erwartet.
„Es tut mir leid – Ihr Befund wird mittlerweile angezweifelt. Es
kann jetzt doch sein, dass wir den Grad zwei nicht aufrecht
erhalten können."
„Nein", entgegne ich erschreckt, nach einer kurzen Pause.
„Ich hab das doch schriftlich, schwarz auf weiß, Grad zwei. Und
die Oberärztin hat es mir auf mehrmaliges Nachfragen bestätigt."
Tatsächlich steht es so im schriftlichen Befund, den mir die Klinik
mitgegeben hat: Die endgültige Histologie ergibt Grad zwei!
„Ja, aber das Labor hat in Nachuntersuchungen festgestellt, dass es
dieses Ergebnis möglicherweise nicht aufrecht erhalten kann."
Ich sacke auf dem Flur vor der Augenarzt-Praxis zusammen.
„Was für Nachuntersuchungen? Davon ist nie die Rede gewesen!
Ich habe gedacht, das wäre es jetzt!"
Genau das hat das Wort „endgültig" ja auch nahe gelegt …

Wie dem auch sei, der netten Frau Dr. Schulz fällt es auch schwer,
mir die schlechten Nachrichten zu übermitteln. Wir verabreden, es
bei dem ohnehin bestehenden Termin in drei Wochen zu belassen.

„Dann haben wir auf jeden Fall Gewissheit", sagt die Ärztin. „Denn wenn es wirklich Grad drei wäre, müsste nachbehandelt werden. Eine Bestrahlung ist dann unumgänglich."

Geschockt gehe ich zunächst wieder in die Augenarzt-Praxis, um die beschriebenen Untersuchungen über mich ergehen zu lassen. Schließlich holt mich meine Freundin ab, aber erst zu Hause lasse ich die Katze aus dem Sack.

Sie ist noch niedergeschlagener als ich und schimpft ungewohnt lautstark auf alle beteiligten Ärzte und das Labor-Personal.

Ich überlege nun, wie ich damit umgehen soll. Vom guten – Grad zwei – ausgehen, und dann möglicherweise enttäuscht werden? Oder den schlechteren Grad drei als Fakt annehmen und mich dann freuen, wenn es doch nur ein Zweier ist?

Ich entscheide mich für Letzteres, denn diese Variante erscheint mir besser als möglicherweise wochenlanges Zittern. Zumal sie jetzt auch bereits die wahrscheinlichere ist.

Ab sofort ist es also Grad drei, und ich muss mit wochenlanger Bestrahlung rechnen.

Tatsächlich bleibt es bei dieser Einstufung, als ich zwei Wochen später meinen Termin bei Frau Dr. Schulz habe: Grad drei.

Wichtig ist mir die Frage, ob das denn nun endgültig sei. Immerhin bin ich mit einem so genannten endgültigen Befund schon einmal getäuscht worden, obwohl ich ihn schriftlich von der Klinik bekommen habe. „Ja, wirklich endgültig, es wird nicht mehr weiter geforscht", sagt Frau Dr. Schulz.

So kommt es, dass ich noch einmal in die Fachklinik muss, in der ich operiert worden bin. Diesmal zu einem Neurologen, der als Kapazität auf dem Gebiet der Hirntumor-Nachbehandlung gilt.

Ich habe Dr. Fuchs bereits am Tag meiner stationären Aufnahme kennen gelernt, als er mir untersagt hat, die erste Nacht statt auf der Aufnahmestation noch zu Hause zu verbringen. Auch zu diesem Termin, wie schon zu dem bei der niedergelassenen Fachkollegin, begleitet mich meine Freundin.

Dr. Fuchs ist mir auch jetzt sympathisch. Was er sagt, gefällt mir allerdings weniger.

Anfangs ist noch alles okay: „Ja, es muss doch bestrahlt werden." Er nimmt sich Zeit, die möglichen Nebenwirkungen zu erläutern.

„Haarausfall ist möglich, die Schwellung kann wieder auftreten, und damit auch die Kopfschmerzen, wegen derer Sie mal zum Arzt gegangen sind."

Auch Konzentrationsschwächen und vorübergehende Schlappheit zählt Dr. Fuchs auf, und einige weitere, kleinere Nebenwirkungen. Aber dann kommt doch noch etwas Unerwartetes.

„In den vergangenen Jahren haben wir gute Erfahrungen gemacht damit, die Bestrahlung mit einer Chemotherapie zu kombinieren."

Das erschreckt mich, mein Bauch zieht sich zusammen. Ich bringe diesen inneren Widerstand auch zum Ausdruck.

„Vor einigen Wochen hat es noch geheißen: Grad zwei, keine Bestrahlung, keine Chemo. Jetzt heißt es plötzlich: Grad drei, Bestrahlung, Chemo?"

Ich gebe damit zu erkennen, dass ich mich einer solchen Tortur nur sehr ungern unterziehen würde. Das heißt, eigentlich lehne ich sie schlichtweg ab. Aus dem Bauch heraus.

„Ich werde gern noch einmal darüber schlafen, aber ich glaube nicht, dass ich das will."

Denn so aus einem Gefühl heraus habe ich bis dahin ich selten etwas entschieden. Mittlerweile tue ich das öfter.

Ich lasse mir aber den Aufklärungsbogen für die Chemotherapie mitgeben, den es für jede Art von Behandlung gibt – auch vor der Operation habe ich einen solchen erhalten und unterschreiben müssen. Man willigt damit in die jeweiligen Therapien ein und haftet quasi selbst dafür, wenn was schief geht. Da sichern sich die Rechtsverdreher in den deutschen Kliniken umfangreich ab!

Und so sieht sie aus, die Chemotherapie: Demnach soll ich für drei Tage in der Fachklinik stationär aufgenommen werden, über Infusionen ein Medikament bekommen, dann folgen etwa sechs Wochen täglich Bestrahlungen, dann wieder drei Tage Infusionen, sechs Wochen nichts, drei Tage Infusionen, sechs Wochen nichts und noch einmal drei Tage Infusionen.

Die Nebenwirkungen bei der Chemotherapie sind besonders heftig, deswegen ist das ja auch so ein Schockwort für Jedermann. So wirkt es jetzt auch bei mir. Übelkeit, Erbrechen, Haarausfall – all dies muss fast sicher auftreten, und nicht nur möglicherweise.

Auf den Waschzetteln aller mir bis dahin bekannten Medikamente sind jedenfalls nur Nebenwirkungen aufgelistet, die selten oder sogar sehr selten sind. Bei der Chemo aber sind viele häufig, manche sogar sehr häufig.

Wir verbleiben schließlich so, dass ich es mir noch mal überlegen will. Dr. Fuchs sagt aber auch, dass er kein Problem damit habe, wenn ich die Chemo nicht mache. Bestrahlung sei Pflicht, die Chemotherapie aber nicht unbedingt.

Es gebe auch keine Studien über die kombinierte Therapie. Aber in den vergangenen Jahren habe sich bei Einzelnen ein erhöhter Wirkungsgrad gezeigt, sprich: Kombiniert behandelte Patienten haben nach diesen Erfahrungswerten länger gelebt als solche, die nur bestrahlt worden sind.

Letztlich aber bleibe bin ich dabei: Nur Bestrahlung, keine Chemo. Das teile ich Dr. Fuchs telefonisch mit. Der Klinik-Neurologe sagt mir, dass er sich das nach meiner ersten Reaktion schon gedacht habe und es für ihn dabei bleibe: Kein Problem.

Die Strahlentherapie mache ich in einer Klinik, die quasi bei mir zu Hause um die Ecke ist. Ich habe mich dort mal vor Jahren einer Meniskusoperation unterzogen.

Von zu Hause aus fußläufig zu erreichen, und vor allem liegt es auf dem Weg zur Arbeit und zum Fitnessstudio! So muss ich gar nicht eigens irgendwo hin düsen, was ohne Auto ohnehin kompliziert geworden ist. Und arbeiten will ich unbedingt weiter, so es mein Zustand denn zulässt.

Davon habe ich meine Neurologin Frau Dr. Schulz überzeugt, und auch der Strahlenarzt, der mich schließlich aufnimmt, hat dagegen keinerlei Bedenken. Auch zu diesem Gespräch gehe ich nicht alleine – mein Vater begleitet mich.

Dr. Blümel* scheint nur wenig älter zu sein als ich, und ist überaus ehrgeizig. Kurz nach meiner Behandlung macht er, schon Oberarzt, einen weiteren Karriereschritt und wechselt in eine Privatklinik in der Nachbarstadt.

„33 Mal müssen Sie kommen, wochentäglich, von Montag bis Freitag, jeden Tag."

Fast 60 Gray – so die Einheit – müssen es schon sein an radioaktiver Strahlung. So werde ein durchschnittlicher Grad-drei-Hirntumor bestrahlt.

„Können Sie mir denn auch empfehlen, diese Bestrahlung noch mit einer Chemotherapie zu kombinieren?", frage ich.

„Da kann ich Ihnen gar nichts raten."

Dr. Blümel verweist aber auf die Fachkompetenz des Neurologen Dr. Fuchs, der mich hierher überwiesen hat.

„Wenn der sich so schnell damit zufrieden gegeben hat, dass Sie das nicht machen wollen, dann ist das wohl auch gut so."

Wir machen drei Termine. Den ersten zur Kernspin-Untersuchung, die immer vor einer solchen Strahlentherapie gemacht wird.

Sie ergibt im Ärzte-Deutsch einen normalen postoperativen Befund, sprich: Es sieht zwar in meiner Birne aus wie Kraut und Rüben, aber es sind immerhin keine neuen Tumorzellen sichtbar.

Das bestätigt meinen Entschluss, keine Chemo machen zu wollen. Ein Nachwachsen in nur sieben Wochen nach der Operation hätte mich doch noch einmal nachdenklich gemacht.

Der zweite Termin ist das Anfertigen der Maske. Gips wird in warmem Wasser weich gemacht und auf mein Gesicht gelegt, während ich auf dem Bestrahlungstisch liege, um einen genauen Abdruck meines Gesichts zu haben. Dabei wird die Maske in einer Vorrichtung auf dem Tisch eingespannt und fest verschraubt.

In der Maske habe ich kaum Bewegungsfreiheit, denn schließlich soll täglich das selbe Gebiet bestrahlt werden und die Strahlung auf andere Hirnregionen so gering wie möglich gehalten werden.

Die Einstellung meiner vier Bestrahlungsfelder, und auch die erste Bestrahlung, soll dann bei dem dritten Termin vonstatten gehen.

Kurz zuvor werde ich von einem Doktor mit bayrischem Dialekt ins Zimmer gerufen. Es ist eins weiter hinten als das Behandlungszimmer von Dr. Blümel, in dem ich mit meinem Vater zum Aufnahmegespräch gesessen habe.

Dort bekomme ich jetzt zu hören, was ich nicht hören will.

„70 Prozent, dass Sie das erste Jahr überleben. Für das zweite Jahr stehen die Chancen fifty fifty. Wir haben eine Chemotherapie, mit der Sie die Chance auf ein weiteres halbes Jahr haben", erläutert mir der Mediziner.

„Neben der Bestrahlung bekommen Sie einfach täglich eine Pille." Damit sei die Sache dann auch schon erledigt.

Ähnlich schroff wie er mir das vorträgt, lehne ich ab mit dem Verweis darauf, dass man mir schon vorher eine Chemotherapie empfohlen, mich lang und breit darüber informiert hat und ich es letztlich abgelehnt habe. Und dass Dr. Fuchs, jene Kapazität aus der Bielefelder Fachklinik, gut damit habe leben können. Damit ist das Thema ein für alle mal erledigt. Habe ich jedenfalls gedacht.

Kurz darauf werde ich in die Strahlenkammer gerufen. Ich folge den Weisungen des medizinischen Personals, lege mich auf den Tisch und merke, wie mir die Maske aufgezogen wird. Eine Dreiviertelstunde lang wird der Behandlungstisch gedreht, und ein Gerät fährt um mich herum.
Später erfahre ich, dass damit sowohl Kontrollaufnahmen gemacht werden als auch die Bestrahlung selbst. Ich sehe nur wenig, denn ich habe die fast blickdichte Maske auf.

Als sie mir nach einer gefühlten Ewigkeit und dem Ende der Prozedur endlich abgenommen wird und ich mich aufsetze, tritt ein Mann auf mich zu. Er stellt sich kurz vor, sagt seinen Namen und fügt hinzu, dass er der Chefarzt hier sei.
„Sie machen mich sehr traurig."
Ich bin verwirrt – von der Prozedur und von seinen Worten.
„Was meinen Sie denn damit?"
„Ja, dass Sie sich einer Chemotherapie verweigern, macht mich traurig. Sie werfen damit eine gute Chance weg, wieder gesund zu werden. Die Wirksamkeit dieser Chemotherapie ist in mehreren Studien nachgewiesen worden."
Ich stutze kurz und überlege, so ich es überhaupt kann. Schließlich habe ich gerade eine dreiviertelstündige Prozedur in der Strahlenkammer hinter mir, und jetzt das!
Der Chefarzt merkt das, und setzt noch einmal an.
„Wenn Sie mit mir nur noch einmal darüber reden würden, machen Sie mich sehr glücklich."
Ungläubig blinzele ich ihn an.
„Okay, reden können wir. Aber ich will eigentlich keine Chemo."
Noch immer verwirrt folge ich ihm in sein Chefarzt-Zimmer.
„Es ist die derzeit erfolgreichste Chemotherapie am Markt", erklärt mir der Doc. „Ich kann nicht verstehen, dass Sie sich nicht einmal darüber aufklären lassen wollen."
„Na ja, wie gesagt, reden können wir ja."
Das aber will er jetzt nicht selbst machen – wofür gibt es Personal!
„Warten Sie bitte vorne einen Moment, dann kommt noch mal jemand auf Sie zu."

Der Mediziner mit den bajuwarischen Wurzeln kommt dann, bittet mich aber, ich möge mich bis morgen früh begnügen.

Am nächsten Morgen, lange vor dem zweiten Bestrahlungstermin, gehe ich vorbei und hole mir die Aufklärungs-Unterlagen ab.

Ich überfliege sie kurz, und zwei Dinge stellte ich sofort fest: Erstens ist das mitnichten eine Sache, die nur parallel zur Bestrahlung läuft und nach sechs Wochen erledigt ist. Sondern es geht genauso über ein halbes Jahr wie schon die andere Chemotherapie – die ich ja bereits abgelehnt habe.

Zweitens finde ich zwar Studien zu Grad-Vier-Tumoren und Nachbildungen, den so genannten Rezidiven, bei Grad drei, aber keine statistischen Erkenntnisse zu den Grad-Drei-Tumoren, die erstmals auftreten.

Aber einen solchen habe ich, wenn überhaupt: Eigentlich ist meiner ja eher eine Mischung aus Grad zwei und drei.

Am Mittag, während der zweiten Bestrahlung, kommt es wieder nicht zu dem gewünschten Aufklärungsgespräch, so dass ich von zu Hause aus am Nachmittag mit dem sympathischen Neurologen Dr. Fuchs telefoniere, der mich hierher überwiesen hat.

Ich mache ihm deutlich, dass mich eine solche Stimmenvielfalt mehr verwirrt als wirklich informiert, zumal sich seine Chemotherapie – drei Tage Infusionen, dann Bestrahlung, dann wieder Infusionen und so weiter – deutlich unterscheidet von der Chemo, die man mir hier verabreichen will.

Nach der täglichen Pille in der Zeit der Strahlentherapie sollte nämlich je drei Wochen gar nichts passieren, dann wieder eine Woche lang täglich eine Pille, und das Ganze insgesamt fünf Mal.

Am Ende ist nur der Zeitraum gleich: Ein halbes Jahr sollen beide Chemos dauern. Und das ausgerechnet im Winter, wo man mit einer Chemotherapie noch anfälliger für Zipperlein aller Art ist als ohnehin. Mal abgesehen davon, dass die Nebenwirkungen bis zu einem Jahr anhalten können. Ich bin aber gerade wieder auf den Beinen und will unbedingt fit bleiben.

Außerdem: Die Bestrahlung finde ich logisch, weil sie genau auf das kranke Gewebe gerichtet ist. Die Chemotherapie aber zieht den ganzen Körper und sein gesamtes Immunsystem herunter.

Es ist wie eine Eingebung, dass ich aber gerade jetzt daran glaube, auf all meine Kräfte angewiesen zu sein, um den Tumor unter Kontrolle halten zu können.

Dr. Fuchs lässt am Telefon keinen Zweifel daran, dass ihm nicht gefällt, was die Strahlenärzte mit mir treiben. Zwar sagt er das nicht so deutlich, aber ich höre es zwischen den Zeilen heraus.

Auf jeden Fall muss er dort angerufen haben, denn als ich zu meiner dritten Bestrahlung am Tag darauf ging – und mir eine wie ich jedenfalls finde bombensichere Argumentationskette gegen die Chemotherapie zurecht gelegt habe – werde ich nur kurz in das Zimmer des bajuwarischen Arztes gerufen, und bevor ich Piep sagen kann, fängt er an, kräftig zurück zu rudern.

„Ja, ich habe natürlich Verständnis dafür, wenn Sie das nicht machen wollen."

Es sei ja tatsächlich für meinen Tumor die Wirksamkeit nicht wissenschaftlich nachgewiesen.

„Und eigentlich kann das durchaus auch Probleme mit der Krankenkasse geben, denn für Ihre Art von Hirntumor ist dieses Medikament noch gar nicht zugelassen."

Letztlich hätte ich es also wahrscheinlich auch noch selbst zahlen müssen: pro Pille schlappe 150 Euro, mal 33 Tage, und dann noch einmal fünf einzelne Wochen – das läppert sich …

Am Ende bleibt also eine Chemotherapie, deren Wirksamkeit nicht sicher, die für meinen Tumor ohnehin weder genehmigt noch geeignet und auch noch teuer ist – ich habe jetzt keine Mühe mehr sie abzulehnen.

Ich habe in diesen Tagen einige schlaflose Nächte gehabt. Deshalb muss ich jetzt, wo ich gerade erst wieder seit einer Woche im Job bin, zum ersten Mal in den sieben Jahren beim WDR einen Auftrag kurzfristig wieder abgeben.

Es geht um die aktuelle Radio-Berichterstattung rund um die Frauenfußball-Weltmeisterschaft. An diesem Tag wird in Berlin verkündet, an welchen Orten in Deutschland die WM im Jahr 2011 ausgetragen werden soll. Bielefeld ist auch im Rennen – und scheidet aus. Ich soll zeitnah zwei Beiträge für die ARD-Hörfunk-Programme produzieren, mit O-Tönen, also den Stimmen aller Beteiligten.

Gleich morgens habe ich nach erneut schlafloser Nacht abgesagt. Damit habe ich für Wirbel in der Planungsredaktion gesorgt – aber das ist immer noch besser, als wenn ich unter aktuellem Zeitdruck arbeiten muss – nach diesen Ereignissen. Davon bin ich bis heute fest überzeugt.

Dreimal hat man mir eine Chemotherapie aufschwatzen wollen, nicht einmal habe ich damit gerechnet. Ich habe mich damals gefragt, ob der Chefarzt in der Strahlenklinik wohl eine Provision von der Pharmafabrik bekommt. Jedenfalls hat er ein wenig auf mich eingeredet wie ein Versicherungsvertreter.

Letztlich tue ich das, was mir der sympathische Neurologe am Telefon rät: Ich hake es ab unter der Rubrik Sturm im Wasserglas.

Glaube

Ein erster Plan

Ich bin so einer, der für alles einen Standard hat.

Allein schon, wie ich eine Saftschorle zubereite: Erst viel Wasser, dann drei Eiswürfel – die dürfen selbst im Winter nicht fehlen – und schließlich ein Schluck Saft oben drauf. Immer genau in dieser Reihenfolge – Ordnung muss sein.

Bei allen komplizierten Dingen gibt es einen solchen Standard sogar schriftlich. Ich setze mich dann an meinen Computer und schreibe es auf.

Ein paar Tage nach der Klinikentlassung habe ich mit einer so genannten „Positivliste" angefangen. Ich habe aufgeschrieben, was sich in den letzten Wochen verbessert hat. Ja, verbessert! Für die Nachteile habe ich von Anfang an kein Auge.

Und mir ist aufgefallen, dass ich tatsächlich viele Vorteile aus der neuen Situation gezogen habe.

Am greifbarsten ist wohl, dass ich bis heute nicht mehr rauche. Als ich mit ein Freunden am Samstag direkt vor der Klinikeinweisung noch mal in der Disko bin, ziehe ich zum letzten Mal an einer Zigarette. Danach nie wieder.

Vielleicht ist es mir etwas leichter als anderen gefallen: Ich habe eigentlich nie besonders viel geraucht. Ein bis zwei Schachteln – pro Woche. Wenn ich ausgehe, kann es schon mal eine Schachtel am Abend sein, aber dafür ist es in der Woche weniger.

Du kannst ja gleich aufhören, haben viele Freunde zu mir gesagt. Aber ich habe es genau anders herum gesehen: Ich genieße jede einzelne Zigarette, und will es deswegen gar nicht drangeben.

Teilweise habe ich schon gemerkt, dass es nicht unbedingt gut ist. Nach durchzechter Nacht nicht nur mit einem Riesenkater, sondern auch mit Kratzen im Hals wach zu werden, ist nicht schön.

In den Tagen nach der Diagnose habe ich es einfach vergessen, oder schlichtweg keine Lust mehr gehabt, zu rauchen. Und danach vergessen, wieder anzufangen. In meinem Freundeskreis sind viele Raucher, deshalb gibt es auch immer schwierige Momente. Zumal das neue Nichtraucherschutz-Gesetz dazu führt, dass ich oft in den separaten Raucher-Katen sitzen muss, weil viele meiner Freunde rauchen wollen.

Manchmal durchzuckt es mich kurz – es wäre ein Leichtes, wieder anzufangen. Aber bis heute bin ich standhaft!

Auch viele andere Dinge, nicht so greifbar, haben sich zum Positiven verändert. Ich genieße mein Leben ganz anders, liebe jeden Morgen und kann mich über schöne Dinge viel mehr freuen.

So nehmen wir das erste Frühstück zu Hause auch auf dem Balkon ein, obwohl es an dem Morgen eigentlich zu kalt dafür ist. Ein schöner Tag, aber schattig. Egal, ich will auf dem Balkon frühstücken, also tun wir es.

Ich habe in den vergangenen Wochen viel Zuneigung gespürt. Die meiner Eltern, meiner Brüder, meiner Freunde und aller anderen Verwandten. In der ganzen Zeit im Krankenhaus habe ich nicht einen einzigen Menschen wirklich vermisst. Wen ich informiert habe, der ist vorbei gekommen. Und auch noch viele weitere Male. Ich habe vielmehr sagen müssen, wann ich mal keinen Besuch haben wollte. Das ist nur am Tag vor und den Tagen direkt nach der Operation so gewesen. Meine Familie ist da eine Ausnahme.

Ich glaube, dass der Anteil dieser Zuneigung am Tempo meiner Genesung gar nicht hoch genug zu bewerten ist.

Ich nehme mein Schicksal seither auch beherzt in die Hand. Das erstaunt mich manchmal selbst. Bin ich früher eher ein Zauderer gewesen, wenn etwas nicht so klappt wie gewünscht, übernehme ich jetzt selbst die Verantwortung. Für mich, für den nächsten Tag, für mein Leben. Zunächst habe ich gezwungenermaßen auch das Tempo zurück gefahren. Früher hat es nichts für mich gegeben, das ich nicht noch schneller hätte machen können.

Ich habe gelernt, auf Ratschläge zu hören, wenn sie gut gemeint sind. Das ist früher oft anders gewesen; da habe ich einfach mein Ding durchgezogen.

Und ich habe im Krankenhaus intensiv wie niemals zuvor erlebt, wie toll Kinder sein können. So unbeschwert! Meine Nichte ist in dieser Zeit sechs und kriegt schon einiges mehr mit als ihr kleiner Bruder und die kleine Tochter meines jüngeren Bruders. Sie stellt schon mal die ein oder andere Frage, die mich sprachlos macht – und nicht nur wegen der logopädischen Schwächen! Die beiden

Kleinsten haben noch nicht gesprochen und somit auch keine Fragen gestellt, die mich in Verlegenheit hätten bringen können.
Aber alle Kinder sind stets der Mittelpunkt gewesen, was mir ausgesprochen gut getan hat. Immer nur als Kranker im Zentrum allen Interesses zu stehen, kann nämlich sehr traurig machen.
Jedenfalls ist mein Kinderwunsch seither stärker geworden.

Immer schon habe ich gern lesen wollen. Bis auf Comics – Tim und Struppi, ich habe die komplette Sammlung, jedes Heft! – bin ich zuvor nicht weit gekommen.
Jetzt ist das anders. Im Krankenhaus habe ich angefangen, Bücher zu lesen, die mir die Freunde mitgebracht haben. Ob Dieter Nuhr, Eckart von Hirschhausen oder Wladimir Kaminer – ich habe „Ich bin kein Berliner" von der auf mein Zimmer rollenden Klinik-Bibliothek ausgeliehen – ich verschlinge plötzlich Bücher.
Ein weiteres ist Richard David Prechts Bestseller: „Wer bin ich, und wenn ja, wie viele?" Ein amüsanter Streifzug durch die Geschichte der Philosophie. Dieses Buch ist etwas dicker und hat mich noch einige Wochen nach der Entlassung beschäftigt, aber dafür habe ich es im Winter gleich ein zweites Mal gelesen.

Allerdings führt meine lebensbedrohliche Erkrankung auch dazu, dass ich die Todesanzeigen in der Tageszeitung aufmerksamer studiere – immer ein bisschen mit dem Blick auf besonders junge Verstorbene.
Allerdings nicht aufmerksam genug, denn nur wenige Monate nach der Zeit im Krankenhaus entgeht mir so die Nachricht, dass ein nur wenige Jahre älterer Bekannter verstorben ist. Unsere Familien haben früher in benachbarten Reihenhäusern gewohnt. Kurioserweise hat es nebenan wie auch bei uns drei Söhne gegeben – die der Nachbarn sind jeweils etwa ein Jahr älter als wir. Wir waren in der Kindheit alle dick befreundet. Und der älteste Sohn der Nachbarn lebt jetzt plötzlich nicht mehr.
Ebenso erschreckt mich die Nachricht vom tödlichen Ski-Unfall meines früheren Schwimmtrainers, nur kurze Zeit später. Er ist in den französischen Alpen verunglückt und hinterlässt Frau und Kinder. Eigentlich habe sich hier kaum jemand so gut ausgekannt wie er, sagen andere Teilnehmer der Reisegruppe.
Als dann noch ein sympathischer Bekannter meiner Mutter an Krebs verstirbt, gerade mal Anfang 60, fühle ich mich noch einmal

vom Tod umzingelt. Vor einigen wenigen Wochen haben wir uns noch gesehen und gesprochen, beim 60. Geburtstag meiner Mutter. Meine Erinnerungen an diese Frohnatur reichen bis weit in meine Kindheit zurück. Sehr bewegt schreibe ich auch im Namen meiner Brüder eine Kondolenzkarte an seine sonst so fröhliche Familie.

Einen Lebenswunsch erfülle ich mir jetzt, den ich komischerweise noch kurz vor dem Entdecken meines Hirntumors einer Freundin gegenüber geäußert habe: Ich lerne Klavierspielen.
Um größere Schäden an den Ohren meiner Nachbarn und im Treppenhaus zu vermeiden – wir wohnen im zweiten Stock – tut es fürs Erste auch ein Keyboard mit Kopfhörer-Anschluss.
Ich habe den Markt im Internet beobachtet und mich fast schon entschieden, als ein Angebot eines Discounters reinflattert. Da kann ich mir das Gerät wenigstens vor dem Kauf anschauen, denke ich. Und mache mich am Morgen auf den Weg – der frühe Vogel fängt den Wurm, vor allem, wenn es um solche Angebote geht, die ja in kürzester Zeit ausverkauft sein können – und kaufe es, zuzüglich zweier Notenband-Pakete mit je drei Bänden.
Bis auf meine Freundin weihe ich keinen ein – um an Heiligabend dann die Familie mit ein paar Weihnachtsliedern zu überraschen.
Was ich seither auch gut kann, ist einfach nichts tun. Abschalten, die Seele baumeln lassen, wie man so sagt. Einfach entspannen.

Schnell entwickle ich – nach dieser Positivliste – ein zweites Papier. Zu einem Zeitpunkt, als mein Antrag auf Reha zu scheitern scheint, überlege ich mir ein paar Dinge unter der Überschrift: „Meine persönliche Reha".
Zusätzlich zum zweiten Zehner-Pack Logopädie enthält das Konzept diesmal auch Sport. Wobei ich mir zum Ziel setze, ganz sachte anzufangen. Sonst hätte es mir meine Neurologin auch ganz verboten.
Es trifft sich gut, dass ich im September wieder in mein Fitness-Studio darf. Im Sommer habe ich mir die übliche viermonatige Auszeit genommen, um bei dem überwiegend guten Wetter mit meinem Rennrad auszureiten. Praktischerweise muss ich in dieser Auszeit keine Beiträge für das Studio zahlen.
In die Sauna geht man ja im Hochsommer ohnehin eher selten – dieses Wellness-Angebot ist schließlich inklusive, und ich mache im Winter immer gern Gebrauch davon. Außerdem fahre ich im

Sommer gern einmal pro Woche für anderthalb bis zwei Stunden raus.

Das kann ich in diesen Wochen vergessen. Nicht nur, dass ich nicht in der Lage dazu bin – es ist mir schlichtweg ein Vierteljahr lang verboten.

Wie auch das Autofahren, was letztlich ein größeres Problem ist. Zur Logopädie werde ich meistens von meinem Schwiegervater kutschiert, dem ich bis heute dafür sehr dankbar bin.

Stichwort Logopädie: Hier lerne ich am Rande zum ersten Mal eine Psychologin kennen. Und die wiederum empfiehlt mir eine Kollegin in Bad Oeynhausen, die eine so genannte neurologische Testung durchführen kann und auf Kassenrezept arbeitet. Ich bespreche dies mit meiner Neurologin und bekomme das entsprechende Rezept.

Fortan fahre ich anfangs zweimal pro Woche mit dem Zug nach Bad Oeynhausen. Bei der neurologischen Testung wird die Merkfähigkeit geprüft, also das Kurzzeitgedächtnis. Ich bekomme zwei Dutzend Begriffe genannt und muss sie später aufsagen.

Das ist aber noch nicht alles: Ich muss zauberwürfel-ähnliche Aufgaben verrichten, also irgendwas passend zusammenbauen. Auf Zeit.

Meine Reaktionsschnelligkeit wird am Computer gemessen, mit Uralt-Programmen, die sehr an das Commodore-64-Zeitalter erinnern. Immer wenn ein Kreuz oder ein bestimmtes Muster erscheint, muss ich möglichst schnell eine Taste drücken. Kombiniert wird das mit einem Ton, und wenn der zweimal hintereinander in derselben Tonhöhe zu hören ist, muss ich ebenfalls auf die Taste hauen.

Alles in allem schneide ich gut ab, bin selten weit entfernt vom Durchschnitt „gesunder" Testpersonen – und oftmals sogar besser als dieser Mittelwert.

Weiterer Bestandteil meines schriftlich ausgearbeiteten Konzepts: Konkrete Zeitpunkte, wann ich wieder mit der Arbeit anfangen will. Ein Vierteljahr, wie von meiner Neurologin eingangs prognostiziert, will ich auf keinen Fall zu Hause sitzen.

Anfangs bin ich allerdings zu optimistisch: Meine Absicht, schon eine Woche nach der Entlassung wieder arbeiten zu wollen, quittiert mein Operateur – der Cabrio-Typ Dr. Wilhelmi – nur mit einem müden Lächeln. Auch drei Wochen später ist es noch gewaltig zu früh für eine Rückkehr ins Berufsleben.

Knapp sechs Wochen will ich mir schließlich Zeit lassen, dann ist es soweit. Mit einfachen Diensten soll es losgehen, Meldungen und Kurzbeiträgen für die Regionalnachrichten auf WDR 2. Zwei Wochen später will ich wieder als Interview-Reporter arbeiten.

Das alles schreibe ich in mein zweites Manuskript – „meine persönliche Reha".

Mein Optimismus in diesen Tagen kommt nicht von ungefähr: Schließlich helfen mir einige Menschen auch außerhalb der Familie mental wieder auf die Beine.

Ich glaube, ohne diese Hilfe wäre es schwer gewesen, bei aller Unterstützung aus dem Kreise meiner Angehörigen.

Drei Engel für Charlie

Fast jeder kennt die Stummfilme mit Charlie Chaplin aus den Dreißigern. Jenem Tollpatsch, dem nichts so recht gelingen will. Und der die Füße weit abspreizt, so dass er watschelt wie eine Ente. Ich bin in meiner Kindheit oft „übern Onkel" gegangen – also das genaue Gegenteil: Die Füße nach innen gedreht, so dass ich mir manchmal selbst fast auf selbige getreten bin. Mein Vater hat dennoch damals scharf „Charlie" gezischt, wann immer er gesehen hat, dass ich mir mal wieder selbst auf den Quanten stehe. Mir fällt diese Anekdote aus der Kindheit wieder ein, weil Charlie jetzt tatsächlich drei Engel begegnen. Wie in dem gleichnamigen Filmtitel. Der allerdings mit Charlie Chaplin nichts zu tun hat. Alles klar?

„Du musst positiv denken."

Anfangs kann ich diesen Satz nicht mehr hören. Schon nach dem ersten Befund – immerhin noch Grad zwei – fällt es mir schwer.

Über meine Mutter habe ich die Leiterin der neuro-chirurgischen Pflegestation nebenan kennen gelernt, Schwester Kathrin*.

Beide kennen sich anfangs auch nicht, so dass Vitamin B den Umweg über eine Freundin meiner Mutter nehmen muss. Und jetzt spricht diese Krankenschwester immer wieder diese Worte.

„Du musst positiv denken."

Anfangs will sie mich gerne auf ihre Station verlegen. Sie hätte das gekonnt, dafür ist sie in der Hierarchie weit genug nach oben geklettert. Ich habe aber gerade ein Einzelzimmer zugewiesen bekommen, und wäre daher nur ungern umgezogen. Ich muss nicht immer allein sein, aber für meinen stetigen Besuch ist so mehr Platz, ohne andere Patienten zu stören. Dass das Wetter so gut bleibt, dass es mich spätestens dann in den Park zieht, wenn Besuch da ist, kann ich nicht ahnen.

Allerdings will ich nicht verhehlen, dass ich die maximal mögliche Ruhe nach der OP habe genießen wollen – und so ist es dann schließlich auch. Also habe ich das – wie sich später herausstellt, für mich als Kassenpatient überraschenderweise sogar kostenlose – Angebot eines Einzelzimmers gern angenommen.

Schon da muss Schwester Kathrin ihre Finger im Spiel gehabt haben. Ich erinnere mich noch, dass ich sie später einmal darauf angesprochen habe, und sie merkwürdig herumgedruckst hat.

Das ist auch deswegen auffällig, weil sie sonst keineswegs auf den Mund gefallen ist. Eine eher schmächtige Person mittleren Alters, die mich durch ihre Brille oft prüfend fixiert und ein lautstarkes Organ hat – vor allem immer dann, wenn sie lacht.

Engelsgleich ist eigentlich nur ihr weißer Kittel. Deswegen erkenne ich nicht von Anfang an, dass sie ein richtiger Engel ist.

Jedenfalls lernen wir drei, meine Mutter, die „Oberschwester" und ich uns am Abend vor der Operation kennen. Schwester Kathrin murmelt, dass sie bald aufhören will zu rauchen, und greift ihre Zigaretten. So ist das auch später, wann immer wir uns begegnen. Eine Zigarette draußen gehört immer dazu – bei ihr, denn ich habe ja seit der Ankunft in der Klinik keinen einzigen Glimmstängel mehr angefasst.

Wir drei gehen also in den Park der Klinik. Es ist einer der viele lauen Sommerabende. Auf einer Bank lassen wir uns nieder. Das meiste erklärt meine Mutter, denn mir fällt es immer noch schwer, über den Befund zu reden. Glücklicherweise hatten sich die Damen zuvor bereits am Telefon ausgetauscht, so dass es nicht mehr vieler Worte bedarf. Sie nickt des Öfteren ernst und mustert mich prüfend durch ihre Brillengläser.

Gegen Ende sagt Schwester Kathrin: „Ich drücke Dir die Daumen. Du packst das schon!"

Später besucht sie mich fast täglich auf meiner Station. Ein gutes Gefühl ist das, wenn man jemandem vom Pflegepersonal kennt. Ein doppelter Vorteil, wenn es nicht irgendwer ist, sondern auch noch ein Vorgesetzter, wenngleich auf der Nachbarstation. Aber auch auf meiner Station respektiert man Schwester Kathrin, denn sie springt auch hier als „Oberschwester" ein, wenn es mal einen Engpass an der Spitze der Pflegekräfte gibt.

Entsprechend ist es nicht schlecht, wenn sie gerade bei mir ist und dann eine Schwester in ihrer unnachahmlichen Art – wie oben beschrieben klopfend und zeitgleich eintretend – ins Zimmer einfällt. Ein kurzes „Oh", ein spürbarer Ruck – und dann geht es mit der normalen Arbeit weiter.

Richtig intensiv wird der Kontakt erst nach der OP. Alle machen mir Mut. Die kleinsten Fortschritte werden mit lobenden Worten bedacht. Ob es die sich wieder normalisierende Verarbeitung von Nahrung ist (sowohl rein als auch raus!), die Beschaffenheit der Kopfnarbe – anfangs noch unter einem Verband verborgen – oder die ersten Schritte – alles quittieren Freundin, Mutter und Vater mit reichlich Lob. Nicht so besagte Oberschwester.

Schon zu einem frühen Zeitpunkt stellt mir Schwester Kathrin viele Fragen. Anfangs verstehe ich nicht so ganz, worauf sie hinaus will, denn inhaltlich sind sie eigentlich ziemlich belanglos. Aber ich muss reden, und das fällt mir schwer.

Deswegen erkennt sie als erste: „Du sprichst nicht rund. Du musst zum Logopäden."

Einerseits blocke ich das ab: Die Wortfindungsstörungen sind mir zwar bewusst, aber ich hoffe auch, dass es sich nach ein paar Tagen gibt.

Sie besteht aber darauf, auch aufgrund meines Jobs. Des Reporters Handwerk sind nun einmal Worte, und wenn es hier klemmt, ist das ziemlich übel.

Und so kommt es, dass nur kurze Zeit später ein sympathischer Logopäde in meinem Zimmer steht. Er unterhält sich kurz mit mir und macht einige Tests, ehe er – überraschenderweise! – zu dem Ergebnis kommt, dass ich seiner Dienste durchaus bedarf.

Ich bekomme wenig später zehn Stunden verordnet, und einige Wochen darauf noch einmal zehn. Dank der großartigen Schwester Kathrin! Ich bin ihr heute noch dankbar.

Und das nicht nur wegen der Übungen: Über den Logopäden komme ich schließlich erstmals in Kontakt mit Psychologen. Ich habe anfangs nicht gedacht, dass ich auch hier zwingend Hilfe benötige. Doch als er es erwähnt, ist es mir gleich sonnenklar. Die Diagnose, wenngleich zu diesem Zeitpunkt noch Grad zwei, vor dem Hintergrund der Leidensgeschichte meines besten Freundes Mark – das ist wohl mehr, als man aushalten kann. Ich komme später noch einmal darauf zurück, wie wichtig diese Begegnungen mit der Psychotherapie waren.

Auf der Station gibt es aber noch einen weiteren Engel. Auch bei dieser Schwester ist auf den ersten Blick nur das Weiß ihres Kittels ein mögliches Zeichen für Übernatürlichkeit, aber bei näherem Hinschauen bin ich dahinter gekommen.
Sie hat eindeutig ihre Wurzeln in der Wiege der Menschheit, in Afrika. Und auch ihr Name lässt keinen Zweifel an ihrer Herkunft zu – sie heißt Siwali*.

Eines Tages bringt Schwester Siwali eine Bibel mit in mein Zimmer. Ich bin vor einigen Jahren aus der Kirche ausgetreten, sage das aber nicht. Irgendwie habe ich in diesem Moment das Gefühl, besser nichts unversucht lassen zu sollen. Wer weiß, wofür es gut ist …
Schwester Siwali kennt die heilige Schrift in- und auswendig. Jedenfalls kommt sie manchmal ins Zimmer – nach vorherigem Anklopfen wie es sich gehört – und hat ein Bibelzitat auf den Lippen. Ohne das heilige Werk überhaupt aufschlagen zu müssen!
Manchmal nimmt sie sich besonders viel Zeit, in dem sie eine Warnleuchte deaktiviert, die nach ein paar Minuten zu piepen beginnt.
Einmal fängt sie sogar an zu singen. Eine echte Gospel-Schwester!

Meine Mutter ist auch oft dabei – wie ich nicht mehr Mitglied der Kirche.
Im Unterschied zu mir weist sie auf diesen Umstand hin. Die dunkelhäutige Schwester murmelt daraufhin etwas für meine Mutter Unverständliches vor sich hin.
Ich habe aber kapiert, was sie meint: den Zehnten geben! Es steht glaube ich irgendwo in der Bibel, dass man einfach zehn Prozent seiner Einkünfte der Kirche vermachen soll!

Meine Mutter wird nur dann eingespannt, wenn Schwester Siwali gerade woanders hin gerufen wird und eine Textstelle nicht gleich findet. Das ist allerdings selten der Fall. Meistens versucht sie, aus dem Kopf zu zitieren, aber ab und zu benötigt sie doch die Hilfe des Gedruckten.

Und wenn sie die richtige Stelle nicht gleich findet, muss eben meine Mutter suchen. Schwester Siwali hat eine genaue Vorstellung von dem was sie sucht, deshalb findet sich die Stelle meistens schnell.
In ihrem Heimatland spricht man allerdings französisch, und so hakt es manchmal mit der Übersetzung. Daher kommt auch ihr etwas exotischer Akzent.
Ich erinnere mich nur an einen einzigen Fall, wo meine Mutter die gewünschte Bibelstelle nicht gefunden hat.

Schwester Siwali geht nie ohne aufmunternde Worte.
„Sie müssen laut sagen: Gott, ich will weiterleben", sagt sie mit weit ausgebreiteten Armen und Blick gen Himmel, um mich dann wieder ernst anzublicken.
Kurz vor der OP sucht sie mich nochmals auf, nur um mir alles Gute zu wünschen.
„Sagen Sie, Gott, ich bin stark, ich werde überleben."
Man kann von Religion halten was man will – aber hier lagen wir auf einer Wellenlänge!

Der dritte Engel der mir begegnet ist meine Psychologin in Bad Oeynhausen, Frau Bauermann*. Eine liebenswerte Person, die viel Ruhe ausstrahlt.
Nach der oben beschriebenen neurologischen Testung will Frau Bauermann tiefer in meine Seele schauen, und just zu dieser Zeit überschlagen sich die negativen Nachrichten: Grad drei statt zwei, und als ich nicht nur die Bestrahlung, sondern auch noch eine Chemotherapie machen soll, brauche ich wirklich psychologischen Beistand!

Ich schildere Frau Bauermann, wie sich mein Bauch von Anfang an zusammengezogen hat, als das Thema Chemotherapie auf den Tisch kommt. Und es auch nicht besser wird, als ich einmal darüber geschlafen habe.

Ich erinnere mich genau an ihre Frage: „Haben Sie mal über Ihre Selbstheilungskräfte nachgedacht, und darüber, was Sie selbst tun können, um wieder gesund zu werden?"

Habe ich schon, und bin gerade in dieser Phase dabei, ein weiteres Manuskript zu entwickeln – nach der „Positivliste" und dem Skript „Meine persönliche Reha" das dritte. „Wie ich gesund bleibe" – so wird es später überschrieben. Zwölf Fragen und eine – wie ich finde – lückenlose, wissenschaftlich fundierte Argumentation für mein Ziel, mit Fantasie meine Selbstheilungskräfte zu aktivieren. Alles belegte Fakten – entsprechend füge ich am Ende für jeden der zwölf Punkte einen Literaturnachweis an.

Sie gibt mir Zeitungsartikel mit, die von unerwarteten Heilungen einiger Krebspatienten berichten, die einen großen Lebenswillen bewiesen haben. Anfangs habe ich Zweifel, aber es gibt tatsächlich einen Einfluss der Seele auf körperliche Prozesse, der viel weiter geht und stärker ist, als ich je geahnt habe.

Ich recherchiere fortan im Internet nach seriöser Literatur über Selbstheilungskräfte. Besser: Ich google mir einen Wolf!

Denn es ist gar nicht so einfach, Scharlatane und Geisterheiler von vernünftigen Wissenschaftlern zu unterscheiden, aber genau so einen suche ich. Am besten einen, der die schulmedizinischen Therapien – also Operation, Bestrahlung und Chemotherapie – in ihrer Wirksamkeit nicht anzweifelt. Aber gleichzeitig einen psychotherapeutischen Ansatz aufzeigt. Und auf genau so ein Buch stoße ich.

Carl Simonton ist Strahlenarzt, seine Frau Stephanie Psychologin. Gemeinsam leiten sie ein Krebsforschungszentrum in Texas. Die beiden haben sich gefragt, warum einige Patienten wieder gesund werden und andere sterben – bei gleicher Krankheit und Prognose. Sie haben nachgewiesen, dass der Lebenswille eine entscheidende Rolle spielt. Die länger lebenden Patienten sind davon überzeugt, selbst Einfluss auf ihr Schicksal nehmen zu können.

In ihrem Buch „Wieder gesund werden" finden sich zahlreiche Studien und Fallbeispiele – ich will es mir sparen, sie alle zu erläutern. Wer es genau wissen will, kann sich das Taschenbuch einfach kaufen!

Ich will nur zwei Dinge unter vielen herausgreifen, die das Prinzip meines Erachtens recht plastisch erklären.

Zum einen den Placebo-Effekt. Placebos sind Medikamente, die Patienten verabreicht werden und an sich wirkungslos sind, da es sich um reine Zuckerpillen handelt. Sie sehen aber aus wie echte Tabletten – für den Patienten ist es also nicht erkennbar, dass er „betrogen" wird. Der Arzt klärt ihn nicht auf, dass das Präparat selbst wirkungslos ist – sondern bestärkt ihn vielmehr in dem Glauben, genau die richtigen Medikamente zu bekommen.

Der Effekt ist in zahlreichen Studien nachgewiesen worden. Und während viele Schulmediziner das Placebo wie selbstverständlich einsetzen, schließen sie trotzdem weitere psychologische Therapie-Ansätze von ihren Behandlungen prinzipiell aus, sprich: Sie glauben scheinbar nicht wirklich, dass die Psyche irgend einen Einfluss auf die Genesung eines Patienten hat. Paradox irgendwie, aber in der Realität eben so Alltag.

Man müsste nach dem Prinzip des Placebo Krebspatienten einfach nur ermuntern, für sich eine individuelle Strategie zu finden, die inneren Kräfte gegen den Tumor zu mobilisieren – mithilfe der körpereigenen Abwehr, dem Immunsystem. Und genau für diese Strategie entwickelt das Ehepaar Simonton jetzt Grundlagen und wendet diese bei Patienten ihres Krebsforschungszentrums an. Die meisten haben eine schlechte Prognose; sie sollen schon nach wenigen Monaten sterben.

Die meisten leben aber weitaus länger. Das verwundert und überrascht die Simontons – so große Erfolge haben sie sich selbst nicht ausgerechnet.

Eines der Fallbeispiele finde ich besonders interessant. Ein Patient mit Nierenleiden sucht dringend ein Spendeorgan. Eines Tages steht endlich eines bereit. Vor der Transplantation werden wie bei allen Organpatienten so genannte Immunsuppressiva gegeben – also Medikamente, die die natürlichen Abwehrreaktionen des Körpers unterdrücken sollen. Denn der eigene Körper wehrt sich natürlich gegen alles Fremdartige, was einfach so eingesetzt wird, und das kann eventuell zum Abstoßen des Organs führen.

Das Einsetzen der neuen Niere gelingt, aber bevor die Immun-Unterdrücker abgesetzt werden, bildet sich in ungewöhnlich hohem Tempo ein großer Tumor in der Niere.

Die Ärzte setzen die Medikamente sofort ab und fahren somit das Abwehrsystem wieder hoch. Aber jetzt reagiert der Körper heftig auf das gerade eingesetzte Organ und stößt die Niere tatsächlich ab. Das Organ muss wieder entnommen und der Patient an die Dialyse angeschlossen werden.

Übrigens hat die transplantierte Niere – ehe sie gespendet wurde – niemals Anzeichen einer Krebserkrankung gehabt. Sie ist einem kerngesunden Menschen entnommen worden, der auch nirgendwo anders und auch zu keiner Zeit mal Krebs gehabt hat.

Dieses Beispiel belegt: Ein gesundes Abwehrsystem verhindert in der Regel den Ausbruch eines Tumors. Oder, wenn bereits einer da ist oder war, hält es ihn unter Kontrolle. Denn die Niere hat ja offenbar Zellen mit Krebsneigung in sich gehabt – das hat sich aber erst gezeigt, als sie in einen Körper eingesetzt wird, dessen Immunsystem zuvor bewusst heruntergefahren worden ist.

Ich bin immer neugierig auf unkonventionelle Ansätze gewesen, aber habe vor den ganz grellen Methoden zurückgeschreckt. Im freien Fall habe ich aber schlicht nach einem Fünkchen Hoffnung gesucht. Und daraus ist in den Monaten nach der OP ein Feuer der Überzeugung geworden!

Optimisten leben tatsächlich länger, denn ihre Einstellung wirkt positiv in verschiedene Hirnareale hinein, die ihrerseits wieder das Immunsystem stärken. Das dann wiederum die Arbeit gegen den Tumor aufnehmen kann. Alles Quatsch? Nach ausführlicher Lektüre stellte ich fest: Nein, auf keinen Fall! Das kann durchaus funktionieren.

Jedenfalls habe ich dieses Buch verschlungen wie nie zuvor ein anderes!

Die beiden Autoren haben auf dieser Basis einen ganzheitlichen Behandlungsansatz aufgebaut, den ich fast haargenau für mich verwendet habe und heute noch verwende. Schulmedizin ja, aber zusätzlich eben auch ein psychotherapeutisches Programm, bei dem man im Wesentlichen Fantasiereisen und Visualisierungen macht – ich erläutere das später genau.

Und damit haben sie – und auch ich – nachweislich Erfolg. Wer es nicht glaubt, kann es nachlesen!

Letztlich verdanke ich den drei Engeln für Charlie sehr viel. In dieser Zeit, wo ich sie unter der Mütze noch nicht alle beisammen gehabt habe, um es mal salopp zu sagen, haben sie mir Wege aufgezeigt, die bis heute gut funktionieren.

Eine Heilung ist unrealistisch und wird nie mein Ziel sein, aber wieder gesund werden – das habe ich unbedingt gewollt, und will es jetzt wo ich es bin auch bleiben.

Auf der Insel

Mit einem Kuss nehme ich Abschied von meiner Freundin. Den Kragen hochgeklappt, geht es raus. Es ist windig, aber das ist ganz normal hier. Wenn die Sonne scheint, ist es richtig schön draußen, und das ist heute morgen der Fall.
Ich gehe zum Zwinger, schließe ihn auf, und vier Hunde springen mir freudig entgegen. Es sind Laikas, russische Schlittenhunde. Echte Energiebündel, pfeilschnell, mit guten Spürnasen und viel Ausdauer ausgestattet. Deshalb freuen sie sich jetzt: Sie wissen, dass sie ein längerer Spaziergang erwartet.
Hunde wollen aber nicht spazieren gehen, sondern die Welt auf ihre Weise entdecken – oder besser gesagt: erschnüffeln. Eine Leine brauchen die Schlittenhunde sie nicht. Sie gehorchen aufs Wort. Alle vier tragen übrigens Namen meiner Ex-Freundinnen!
Sie sind äußerlich gut zu unterscheiden, obwohl dieselbe Rasse. Einer ganz weiß, von einem einzigen dunklen Fleck abgesehen. Einer mit fast soviel Braun im Fell wie Weiß.
Die beiden anderen sind überwiegend weiß: Eine Hündin hat nur ein wenig Schwarz um das linke Auge und einen braunen Fleck unten am Bein, bei der anderen sieht es aus, als habe sie eine Löwenmähne, so fällt ihr braunes Fell vom Kopf über Hals und Schultern. Ansonsten aber ist auch sie ganz weiß.

Ich schließe den Zwinger auf, und mit lautem Gebell geht es los. Die Hunde rennen gleich auf die erste Wiese und verteilen sich schnell. Die schmale Straße vor unserem Haus führt in Richtung Norden zu einem Hof. In diese Richtung mache ich mich jetzt auf, während ich meine Hunde allmählich aus dem Blick verliere.
Ich erreiche das Gehöft, dass von einem Freund bewirtet wird. Der steht schon bereit. Neben ihm seine Schäferhündin. Auch die übrigens trägt den Namen einer seiner Ex-Freundinnen!
Nach herzlicher Begrüßung machen wir uns zu Fuß auf den Weg in Richtung Norden, während die Schäferhündin ihrer eigenen Wege geht.

Die Hunde schnuppern jeden Tag, als wenn sie das erste Mal hier wären. Dabei kennen sie jeden Meter. Besonders groß ist die Insel ja nicht. Neben meinem besten Freund und seiner Frau sowie mir und meiner Freundin wohnt nur noch ein älteres Paar, ganz oben im Norden der Insel. Auf dessen Haus nehmen wir jetzt Kurs.

Wir sehen von weitem einen alten Seebär bei der Gartenarbeit und winken. Er winkt kurz mit einem Lächeln zurück und ist gleich wieder in sein Hobby vertieft.

Die Insel hat auch den Vorteil, dass sich unsere Hunde hier richtig austoben können. Touristen gibt es nicht, und Abhauen geht auch nicht, denn drum herum ist ja Wasser. Aber weg will hier ohnehin keiner, egal ob Mensch oder Tier.

Vom nördlich gelegenen Hof unseres Hobbygärtners geht es weiter in Richtung Osten. Nach etwa hundert Metern kommen wir an unseren Strand. Er ist nicht besonders breit, genügt aber für uns paar Inselbewohner. Jetzt ist es allerdings entschieden zu kalt für ein Sonnenbad.

Weiter geht's Richtung Süden, wo wir unser Haus im Blick haben. Keine Villa, aber unser Traum vom Wohnen: roter Backstein, rote Tonziegeln, weiße Holzfenster. An den Wänden rankt Efeu. Weit vor dem Krieg gebaut; das genaue Baujahr ist unbekannt.

Der einzige Punkt auf der Insel, der noch südlicher liegt, ist der Bootsanleger. Hier ist am wenigsten Brandung, und drei kleine Boote schaukeln hin und her. Auf dem Weg dorthin schauen wir ein wenig in die Sonne, die jetzt relativ niedrig steht.

Aber das macht nichts, denn es sind einfach schöne Farben: grüne Wiesen, ein paar kleine Bäumchen und drei kleine Höfe, und ansonsten nur Weite.

Als mein Freund und ich nach langen Gesprächen zu Fuß unser zu Hause erreichen, kommen die Hunde hier schnell zusammen. Es wundert mich immer wieder, wie man erst so wild durcheinander kreuz und quer über die ganze Insel wuseln und dann doch so schnell zum Ausgangspunkt zurückkehren kann.

Doch natürlich hat das nur einen Grund: Sie haben Hunger. Und das ist ein gutes Zeichen: Denn dann haben sie unterwegs fast nichts erschnüffelt, was sie hätten fressen können.

Die vier weißen Laikas ahnen nicht, dass ich sie bewusst über die Insel schicke, um Dinge aufzuspüren, die hier nicht hin gehören, machen ihren Job aber gut.

Natürlich entspricht das alles nicht der Realität. Kein Wort ist wahr. Na ja, bis auf die Tatsache natürlich, dass ich eine Freundin habe. Und wir uns auf Inseln am wohlsten fühlen. Das Haus entspricht sicher auch noch unseren Träumen, aber das war es auch. Und doch reise ich immer wieder auf diese Nordseeinsel. Aber nur in Gedanken. Nachdem ich mich in tiefe Entspannung versetzt habe.

Am besten klappt das zu Hause – in der tatsächlichen Heimat! – auf der Couch. Es geht auch in der Badewanne! Augen zu, und los geht es.

Anfangs dauert es noch mehrere Minuten, ehe ich mit meinen Gedanken meinen ganzen Körper durchströmt habe. Erst über Brust, Bauch und Beine bis in die Füße. Als ich das erste Mal die Anweisung bekommen habe, ich solle über die Füße ausatmen, habe ich laut gelacht. Mittlerweile ist aus dem Versuch tägliche Routine geworden.

Tief einatmen, und immer weiter in den Körper hinein ausatmen. Bis es in einem einzigen Atemzug gelingt, alle Körperteile bis zu den Zehenspitzen zu spüren. Genauso mache ich es mit Armen und Händen. Ausatmen in Richtung Fingerspitzen, bis es „in eins" klappt. Dann entspanne ich meine Gesichtsmuskulatur: Stirn, Augen, Nase, Ohren und Kopfhaut – alles muss ganz locker sein. Und dann fängt die oben beschriebene Fantasiereise an.

Natürlich gibt es abgesehen von der Liebe zur Nordsee noch andere Gründe für genau diese Reise, die ich mir so zusammen gestellt habe. So ist zum Beispiel die Hunderasse nicht zufällig gewählt.

Die vier Laika-Hündinnen symbolisieren Leukozyten, die weißen Blutkörperchen. Diese setzt das Immunsystem tatsächlich ein, um Tumorzellen zu bekämpfen. Das entartete Gewebe wird von den Leukozyten abgetötet und über die Blutbahn, die Niere und schließlich den Urin aus dem Körper geschwemmt. So ergeht es übrigens nicht nur abgestorbenen Tumorzellen, sondern allen toten Zellen. Insofern ist das keine Zauberei!

Was macht nun Laikas zu den idealen Symbolen für diese weißen Blutkörperchen? Ich habe mir die Suche nicht leicht gemacht und lange überlegt. Schließlich spielen die Leukozyten in meinem Abwehrsystem die wichtigste Rolle in der Tumorbekämpfung, sind also quasi die „Hauptdarsteller".

Wie habe ich diese Hunde oben beschrieben: Echte Energiebündel, pfeilschnell, mit guten Spürnasen und viel Ausdauer ausgestattet. Ich kann sie sooft ich will über meine Insel schicken. Sie sind sogar mit Freude dabei, und dienen unwissend einer guten Sache! Wer könnte besser auf meiner imaginären Insel kontrollieren, ob etwas Unbekanntes im Anmarsch ist? Etwas Böses, das da nicht hingehört?

Nach einiger Zeit ist mir aufgefallen, dass die Insel ziemlich kreisrund ist. Zunächst ist das ein Zufall. Doch dann mache ich mir dies zu Nutze. Schließlich ist mein Kopf auf den Kernspin-Bildern auch relativ rund.
So habe ich die Insel später mehr und mehr an meine Kopfform angepasst. An guten Tagen sehe ich gezielt Risikobereiche und kann die Hunde quasi dorthin navigieren.

Es ist tatsächlich schon vorgekommen, dass ich entweder Stress ausgesetzt bin oder ihn mir selbst mache, und dringend auf meine Insel will. Weil ich spüre, dass sich irgend etwas tut in meinem Kopf. Ich will dann gar nicht wissen, ob dann wirklich etwas nachgewachsen ist. Deswegen lasse ich meine Laikas auch so gern ohne Aufsicht über die Insel stöbern. Wenn sie am Ende wieder da sind, habe ich meistens nicht mitbekommen, was beziehungsweise wie viel sie gefunden und vernichtet haben.
Ich weiß aber, dass sie alles kontrollieren und ihnen jede noch so kleine Veränderung sofort auffällt.
Ein weiterer Vorteil dieses Symbols ist ihre Erscheinung. Jeder kennt das Gefühl, dass man innerlich erst mal zusammenzuckt, wenn so ein Hund plötzlich und unerwartet hinter einem steht. Und wenn er dann auch noch laut anfängt zu bellen, kann einen auch das „Der will nur spielen!" vom anderen Ende der Leine nur selten wirklich beruhigen.
Furchteinflößend und laut – das ist nicht das schlechteste, wenn man einen großen Gegner vor sich hat! Und so ein großer Gegner sind bösartige Zellen ja.

Wenn die Bekämpfung in meiner Fantasie gut gelingt, fühle ich mich tatsächlich danach besser. Und die Entspannung tut ihr Übriges, so als Gratis-Wohlfühl-Faktor oben drauf! Schon das allein ist also eine Reise wert. Zumal eine höhere Lebensqualität ohnehin nicht das Schlechteste ist und ihrerseits das Immunsystem stärkt. Besser geht es gar nicht!

Manchmal höre ich dabei Musik. Ruhige Lieder zum Entspannen, schnellere für die Suche der Hunde. Immer dieselbe CD. Klassiker der Popmusik, gespielt von großen britischen Orchestern.
Die Musik ist verändert, ohne dass man das hören kann. Bestimmte Schallwellen sind moduliert worden, um das autonome Nervensystem ins Gleichgewicht zu bringen. Das bringt das Gefühl absoluter Sicherheit, und nur in diesem Gefühl arbeiten beide Hirnhälften optimal zusammen – wenn mir wirklich nichts passieren kann. Aufmerksamkeit und mentale sowie körperliche Leistungsfähigkeit erhöhen sich dabei. Alles Quatsch? Nein!
Das Prinzip hat ein lippischer Musiktherapeut entwickelt, den ich für einen Fernsehbeitrag einmal besucht habe. Kein Hokuspokus: Viele Handballprofis schwören drauf. Der Therapeut war einst der Tennislehrer einer Tochter von Markus Baur. Als Handballer war Baur Kapitän des deutschen Nationalteams und arbeitet danach als Trainer des Bundesligisten TBV Lemgo.
So kam der Kontakt zustande, und Baur hat weitere prominente Handballer von der lippischen Musik überzeugt.

Heute gehört neben den Spitzensportlern anderer Disziplinen die gesamte Handball-Nationalmannschaft zu den Stammkunden des Lippers, und der Musiktherapeut begleitet das Team sogar zu den Welt- und Europameisterschaften. Bundestrainer Heiner Brand ist einer der größten Anhänger der schallveränderten Musik.
Das Prinzip der „Audio-visuellen Wahrnehmungsförderung" ist in Studien erforscht und in seiner Wirksamkeit bestätigt worden. Da man die Veränderung nicht hört, kann ich mir den Effekt theoretisch einbilden – aber in jedem Fall tut mir die Musik gut.

Damit es nicht langweilig wird, variiere ich sowohl Entspannung als auch die Fantasiereise. Ich habe verschiedene Versionen aus dem Bauchgefühl her entwickelt und kann damit auf meine innere Verfassung reagieren.
Bin ich bereit, mich mit meinen inneren Kräften auseinander zu setzen, geht es meistens ganz schnell und ist fast egal, was ich mache. Habe ich gerade Stress gehabt, braucht es ein bisschen länger.

Es kann aber auch eine ruhige Phase sein, in der ich einfach viel Zeit habe. Dann genieße ich die Entspannung besonders – schließlich ist sie mehr als ein Mittel zum Zweck.

Überhaupt nehme ich dem Vorgang jede Ernsthaftigkeit. Wenn ich mir schon dabei Druck auferlegen und konkrete Ziele setzen würde, die ich unbedingt erreichen muss, würde das Prinzip sicher nicht so gut wirken, wie es das tut. Und wäre letztlich für meine Gesundung kontraproduktiv.

Deshalb suche ich mir für meine Entspannung einen ruhigen Ort, schalte alle Telefone aus, und gehe sogar sicher, dass mir meine Freundin nicht unwissend in die Szenerie hinein platzt.

Mit dieser Methode baue ich Ängste ab, stärke meinen Lebenswillen und das Immunsystem. Somit vermindere ich Spannungen und Stress. Hört sich ein bisschen abstrakt an, ist aber so!

Auch die Fantasiereise ist nicht immer dieselbe: Manchmal gehe ich mit meinen weißen Laikas in den Keller und lasse sie durch alle Räume schnüffeln. Vier Räume gibt es in meinem virtuellen Untergeschoss: Rechts vorn ist ein großer Raum mit der Heizungsanlage und allen Hausanschlüssen, weiter hinten rechts einer für Gerümpel. So einen Kellerraum hat vermutlich jeder, und hier muss ich den Hunden auch mehr Zeit lassen!

Links hinten kann man Wäsche aufhängen, ansonsten ist dieser Raum leer, weshalb es schnell geht. Vorne links noch mal ein kleiner Vorratskeller, in dem sich die Hunde kaum drehen können.

Das Prinzip ist dem meiner Insel gleich: Der Keller symbolisiert mein Hirn, und wenn meine Leukozyten – also die Hunde – hier etwas aufspüren, was hier nicht hingehört, sollen sie es vernichten. Eine gewisse Unordnung hat vermutlich jeder in seinem Keller – das macht es den Hunden nur etwas schwerer.

Aber es gilt letztlich dasselbe wie auf meiner Insel: Sobald es Veränderungen gibt, spüren sie sie auf.

Wichtig sind die Wesenszüge der Symbole: Tumorzellen sind schwach und ungeordnet, die weißen Blutkörperchen dagegen stark und mächtig, angriffslustig und kampffreudig.

Wer sich also beispielsweise den Tumor als Ratte, die Leukozyten aber nur als Ameisen vorstellt, wird mit seiner Fantasiereise wenig erfolgreich sein.

Auch den Abtransport der besiegten Tumorzellen stelle ich mir möglichst genau vor. Zum Beispiel, wie sie in einen Fluss geworfen werden und dann einen tiefen Wasserfall hinunterrauschen, dessen Ende ich nicht sehen kann. Letztlich soll man den Erfolg erkennen können: Die Krebszellen sollen verschwunden sein, und man selbst soll sich gesund fühlen.

Einmal pro Quartal muss ich in die Röhre – zur routinemäßigen Kontrolluntersuchung. Wenn das Ergebnis positiv ist – und das ist es bisher immer – vergrößere ich meine Insel.

Der Strand ist schon bald groß genug, um mit meinem besten Freund oder meiner Freundin einen Ausritt zu unternehmen.

Und einen kleinen Wald gibt es auch schon, was es für die Hunde nicht leichter macht. Seit der letzten Kontrolle haben wir außerdem einen Leuchtturm, einen Deich, eine kleine Häuser-Siedlung und einen Tante-Emma-Laden.

Meine Fantasieinsel hat bereits fast die Größe von Pellworm erreicht, und nächstes Ziel ist in etwa Föhr. Beides nordfriesische Inseln – wer sie nicht kennt, kann ja mal den Atlas aufschlagen!

Alle meine Sinne setze ich in diesen Fantasiereisen ein. So höre ich die Wellen rauschen und kann die Seeluft riechen. Den Wind spüre ich an meinen Händen und im Gesicht. Ich sehe die Bäume und Wiesen der Insel, und wenn ich eine Tasse Ostfriesentee trinke, ist auch der Geschmackssinn dabei.

Mit einigem Training geht das wirklich – wer es ausprobieren will, kann sich ja mal vorstellen, wie es ist, in einen Apfel zu beißen. Wenn man lange genug übt, kann man ihn wirklich schmecken!

Ich bin bei der Recherche sehr tief eingetaucht in eine Materie, die ich früher entweder nicht gekannt oder nur müde belächelt habe. Doch zu Beginn, also kurz nach der Klinikentlassung, habe ich mir vorgenommen, mich nicht zurückzuziehen und meinem Schicksal zu ergeben, sondern aktiv an meiner Gesundung mitzuwirken. Das bedeutet konsequenterweise, dass ich nach solchen Möglichkeiten gesucht habe.

Wichtig ist mir von Anfang an gewesen, dass alles, was ich tue, wissenschaftlich erforscht und erwiesen ist. Ich will ja nicht nur mich überzeugen, sondern auch mein teilweise durchaus kritisches Umfeld.

Theoretisch ist man ja durchaus angreifbar, wenn man diese nicht gerade alltäglichen Methoden anwendet, um eine solche Krankheit zu beherrschen.

Je weniger Zweifel ich nach intensiver Recherche selbst habe, desto eher kann ich auch andere überzeugen.

Zu viele Fakten sollen es aber an dieser Stelle nicht sein. Denn es wäre sicher ermüdend, wenn ich für jeden Schritt die lückenlose Argumentation niederschreibe. Dann würde das Buch zu einer theoretischen Abhandlung werden, und diesen Anspruch habe ich nicht! Zumal ich mir aus dem wissenschaftlichen „Angebot" meinen eigenen Weg zusammengezimmert habe.

Nur soviel, für Hobby-Biochemiker – und alle anderen können diesen Absatz gern überspringen: Positive Erwartungen wirken auf das so genannte limbische System, das für Triebe, Instinkte und Emotionen zuständig ist. Dieses limbische System sendet Signale an den Hypothalamus, einen kleinen Teil des Zwischenhirns, quasi die Steuerzentrale, in der alle Fäden im Hirn zusammen laufen. Die Folge ist eine deutliche Steigerung des Lebenswillens.

Die Hemmung des Immunsystems wird aufgehoben, die Hypophyse macht wieder das wofür sie da ist: Sie produziert wieder fleißig Hormone. Und das so genannte endokrine System, eine Art hormonelle Waage, und damit der Körper kommen wieder ins Gleichgewicht. Dadurch hört die Produktion anomaler Zellen auf. Na, kapiert?

Meine Methodik würde ich übrigens nicht mit Klauen und Zähnen verteidigen. Nicht in jedem Detail. Aber solche Fantasiereisen – deren Wirksamkeit wissenschaftlich unstrittig ist – sind allemal besser, als die Hände in den Schoß zu legen und gar nichts zu machen. Oder zu zittern, tagein, tagaus: Hoffentlich wächst nichts nach. Hoffentlich nicht! So wollte und will ich nicht leben.

Ebenfalls ist mir wichtig gewesen, keineswegs der Schulmedizin abzuschwören. Das tun ja viele Ratgeber, und die kann man dann wirklich als Scharlatane bezeichnen. Gegen die Operation habe ich mich noch kaum wehren können, aber bei der Bestrahlung habe ich erstmals mitreden dürfen.

Und bin hier schnell überzeugt gewesen: Strahlen treffen gezielt nacheinander einige Bereiche – bei mir waren es vier – und töten ab, was an entarteten Zellen noch da ist.

Einzig die Chemotherapie habe ich abgelehnt. Kollektiv gleich den ganzen Organismus herunter zu fahren, um an einer Stelle im Kopf Gutes zu tun – das habe ich nicht nachvollziehen können und bin deshalb dazu nicht bereit gewesen. Schließlich brauche ich meine Abwehrkräfte doch in dieser Zeit am meisten.

Mal abgesehen von den weiteren Nebenwirkungen: Neben – unter vielen anderen! – Übelkeit, Erbrechen und Haarausfall ist da auch noch die doppelt hohe Wahrscheinlichkeit, behinderte Kinder zu zeugen. Alle Nebenwirkungen können auch ein Jahr nach Beginn der Medikamenten-Einnahme noch auftreten – das alles habe ich nicht gewollt!

Allerdings haben sich die Schulmediziner auch wenig Mühe gegeben, mich davon zu überzeugen. Begeistern hätte man mich ohnehin nicht können …

Das entscheidende Symbol auf der Insel ist aber mein bester Freund. Es ist immer noch derselbe, der längst verstorben ist, an einem Hirntumor – Mark..

Ich habe ihn damals bis zum bitteren Ende begleitet. Und seither versucht, den Kontakt über Gedanken und Gefühle weiter zu pflegen. Jetzt habe ich unsere Freundschaft wiederbelebt!

Im Buch „Wieder gesund werden" wird geraten, sich einen „Inneren Ratgeber" zu suchen. Quasi eine innere Kraftquelle, die man für die eigene Stärkung nutzt. Ein Symbol jener Aspekte in meiner Persönlichkeit, die unter der Oberfläche schlummern. Denn ein solcher Ratgeber hat den direkten Zugang. Er ist viel näher dran als jeder Angehörige oder Therapeut.

Seinem inneren Ratgeber zu vertrauen, bedeutet auch, selbst Verantwortung für den Prozess seiner Gesundung zu übernehmen. Denn letztlich ist er ein Teil der eigenen Persönlichkeit. Weiterhin sollte man sich möglichst wohl und sicher mit diesem Ratgeber fühlen, ihm voll vertrauen und keine Tabu-Themen haben.

All das trifft auf meinen besten Freund zu.

Erst spät ist mir aufgefallen, dass sein Hof auf meiner virtuellen Insel genau an der Stelle ist, wo mein Tumor gelegen hat. Also, aus der Vogelperspektive gesehen. Zufall, eigentlich.

Aber einer, den ich mir zu Nutze machte: Nicht schlecht, wenn das Kontrollzentrum auch wirklich da ist, wo es am ehesten rappelt!

Mark hat mich jahrelang geprägt, wofür ich ihm sehr dankbar bin. Er ist mir deshalb als Erster eingefallen. Mit ihm kann ich über wirklich alles reden.

Manchmal ist er böse mit mir, wenn ich Mist gebaut habe. Er richtet mich auf, wenn ich am Boden liege. Trotzdem haben wir wie früher auch viel Spaß miteinander. Und nicht zuletzt hat er die Emotionen meiner Krankheit am eigenen Leibe gespürt, auch wenn sie bei ihm kein gutes Ende genommen hat.

Auch wenn mancher Leser, der bisher leise den Kopf schüttelt, mich jetzt endgültig für bescheuert hält: Ich bilde mir ein, er ist von Anfang an gern bereit gewesen, diesen „Job" zu übernehmen in meiner Fantasiewelt.

Wir sind heute vielleicht sogar bessere Freunde als zu seinen Lebzeiten. Das freut mich, und ich hoffe, er sieht es genauso!

Liebe

Meine Freundin

Wir hätten schon längst heiraten können, Simone und ich.

Seit Jahren kommt immer irgend etwas dazwischen. Anfangs bin ich noch im Studium, später Simone in der Krankenpflege-Ausbildung. Danach wechsele ich den Job und muss mir in der Selbständigkeit ein neues Arbeitsumfeld aufbauen. Als ich mich gerade etabliert habe, bietet man ihr an, eine Weiterbildung in der Intensivpflege zu machen.

Wir sprechen darüber, und ich sage ihr meine volle Unterstützung zu. Auch wenn das bedeutet, noch einmal zwei weitere Jahre auf Kinder warten zu müssen. Letztlich ist für mich die Ehe das Fundament einer Familiengründung.

Deshalb hat es erst jetzt geklappt mit dem Heiraten!

Kleine Streitereien hatten uns schon oft fast auseinander gebracht. Einmal sogar ganz. Dann hat uns, auch wenn es blöd klingt, Marks Tod wieder zusammengeschweißt. Mittlerweile sind es insgesamt gut ein Dutzend Jahre, die wir gemeinsam leben. Mehr als die Hälfte sogar unter einem Dach, in einer gemeinsamen Wohnung. Dem entsprechend sind wir nicht mehr die Jüngsten, haben beide die 30 schon hinter uns gelassen.

Immer mehr wird mir bewusst, dass nicht nur ich, sondern auch Simone sehr gelitten hat in den schweren Wochen und Monaten. Auf den ersten Blick sind wir viel enger zusammen gerückt. Doch genau das hat mir auch manchmal ein wenig Angst gemacht: Läuft es vielleicht nur wegen meiner Krankheit besser als sonst? Nimmt sie mehr Rücksicht auf mich, ohne dass mir das immer so bewusst ist?

Ich habe sie oft danach gefragt, und sie hat dann immer gesagt: Anfangs sei es sicher so gewesen, aber mittlerweile habe sie das Gefühl, dass längst Normalität in unseren Alltag eingetreten ist.

Von Anfang an hat mich Simone durch alle Höhen und Tiefen begleitet.

Am Anfang sind es mehr Tiefen. Als ich wieder einmal über Kopfschmerzen klage, rät sie mir, zu einer Neurologin zu gehen, die sie noch aus dem Krankenhaus kennt, und die sich mittlerweile in der Bielefelder Innenstadt niedergelassen hat – Frau Dr. Schulz. Ich mache einen Termin aus, etwa zwei Wochen nach unserem Schottland-Urlaub.

Als mich die Neurologin dann in die Röhre schickt, hole ich mir einen Termin in der radiologischen Praxis. Ich bin mir sicher, dass sie nichts finden werden, deshalb gehe ich allein hin.

Aber nach dem niederschmetternden Befund greife ich als erstes zum Telefon und rufe Simone an. Wir treffen uns kurz darauf zu Hause, und weil ich noch arbeiten und dafür zum Trainingsgelände von Arminia Bielefeld fahren muss, kommt sie einfach mit.

So wie Simone auch danach überall dabei ist, wo es nur geht: Montagmorgen bei Frau Dr. Schulz, dann auf dem Weg ins die Klinik, bis zum späten Abend auf der Aufnahmestation. So geht das fast zwölf Tage lang: Ohne dass ich hätte fragen oder gar bitten müssen – Sie ist wie selbstverständlich zur Stelle. Direkt nach der Operation bleibt sie sogar eine ganze Nacht bei mir.

Im Nachhinein frage ich mich, woher sie all die Kraft genommen hat, das mit mir durchzustehen. Ich bin ja völlig benebelt gewesen, in den ersten Tagen nach der Diagnose. Aber das hat wohl damals auch auf sie zugetroffen.

Anfangs bekomme ich das gar nicht mit – ich bin einfach nur glücklich, dass sie da ist. Aber bald nach der Klinikentlassung war ich neugierig zu wissen, wie es ihr denn so ergangen ist und noch ergeht.

Das meiste läuft ohne meine Kenntnis ab. Während ich auf dem Krankenhausbett liege und vor mich hingrübele, weil gerade der letzte – meistens Simone – mich verlassen hat, geht für sie quasi die zweite Schicht los.

Zu Hause angekommen, telefoniert sie stundenlang, um Freunde, Verwandte und Bekannte auf den neuesten Stand der Dinge zu bringen. Jedenfalls diejenigen, die am Tag selbst nicht hatten vorbeischauen können.

Ihre Nächte sind oft noch kürzer als meine. Manchmal bekommt sie nur zwei oder drei Stunden Schlaf. Zu Hause geht alles drunter und drüber, denn sie schafft nur das Nötigste: die Versorgung unserer beiden Kaninchen, mal ab und zu eine Maschine waschen, und dann geht es auch schon wieder zu mir. Für Hausputz, bügeln und ab und an mal eine ruhige Minute ist einfach keine Zeit.

Natürlich leidet Simone mit mir mit. Aber sie zeigt es nicht. Als ich viele Monate später frage, ob sie denn auch einmal innerlich zusammen gebrochen sei, kann sie sich an einen einzigen Moment erinnern. Als Krankenschwester kennt sie einige der Pflegekräfte auf meiner Station. Eine der Stationspflegerinnen hat mal einen Lebenspartner durch einen Hirntumor verloren. Die beiden stecken öfters mal die Köpfe zusammen, wenn es von medizinischer Seite Neuigkeiten gab. Ich kriege es meistens gar nicht mit.

Einmal ziehen sich beide zurück, während ich anderen Besuch habe. In meiner Krankenakte findet sich eine Notiz, wonach mein Tumor „Grad drei, eher Grad vier" sei. Im Schwesternzimmer vergießt Simone bittere Tränen – um wenige Minuten wieder bei mir im Zimmer zu stehen und mir neue Kraft zu geben.

Nur zweimal bekomme ich es wirklich mit, dass sie innerlich ein wenig zusammenbricht.

Ich habe Angst vor den ersten Nächten nach der Operation gehabt. Nicht nur, weil ich da noch so ein bisschen wackelig und benebelt von der Narkose bin.

Nein – Mark hatte damals direkt nach seiner Hirntumor-Operation nachts einen Rückfall erlitten. Obwohl seine Freundin dabei war und das Pflegepersonal auf seine starken Schmerzen aufmerksam machte, war nichts passiert. Im Gegenteil – sie schickten sie irgendwann nach Hause mit dem Hinweis, die Besuchszeit sei vorbei. Am frühen Morgen folgte die Not-OP, kurz darauf war er tot.

Deswegen will ich sie gar nicht gehen lassen. Sie hat in diesen Tagen glücklicherweise selten Dienst. So bleibt sie in der ersten Nacht bis Tagesanbruch – um dann von meiner Mutter abgelöst zu werden. Auch meine Mutter hat frei – es ist schließlich Sonntag. Als Simone am Mittag wiederkommt und ich sie bitte, eine weitere Nacht bei mir zu verbringen, löse ich damit Tränen bei ihr aus und höre von ihr erstmals den Satz: „Ich pack das nicht."

Natürlich mache ich schnell einen Rückzieher.

Am zweiten Mal, an dem ich Simone weinen sehe, bin ich ebenfalls selbst Schuld. Ich habe jeden Tag viele Pillen auf meinem Nachtschrank liegen. Als ich trotz des lautstarken Protests meines

Vaters und meiner Simone trotzdem einmal zwei der eigentlich starken Schlaftabletten einnehme – weil ich Angst habe, wieder kein Auge zu zu kriegen – sackt sie erneut in sich zusammen und weint bitterlich. Mir tut das furchtbar leid – ich habe sie noch nie gut weinen sehen können.

Deshalb habe ich mir in diesen Situationen fest vorgenommen, auf derlei Aktionen künftig zu verzichten. Und es ihr versprochen.

Natürlich lässt sie es sich nicht nehmen, mich am letzten Tag aus der Klinik abzuholen. Aufmunternde Worte fallen ihr meistens deshalb schwer, weil sie weiß, dass ich ihren Optimismus trotz meiner Benebelung leicht durchschaue – schließlich leben wir seit vielen Jahren zusammen.

Deswegen belässt sie es bei einem gelegentlichen Schwur.

„Wir stehen das zusammen durch, egal wie schlimm es sein wird."

Das sagt Simone immer, wenn ich mal den Kopf hängen lasse.

So ist es auch bei meiner Entlassung. Dass mich die Klinik ohne Befund nach Hause schickt, ist für mich unerwartet, und ich weiß ich mit dieser Situation nicht umzugehen. Simone schlägt vor, ihre Eltern zu besuchen, die in der Nähe des Krankenhauses wohnen.

Später fährt sie uns noch quer durch Bielefeld, zu meinem Bruder und schließlich nach Hause. Überhaupt muss sie mich in diesen Tagen fast überall hin kutschieren. Ich darf ja fast ein halbes Jahr lang nicht selbst fahren, nach der Kopf-OP und der anschließenden Bestrahlung.

Zu Hause angekommen, freue ich mich tierisch, wieder in den eigenen vier Wänden zu sein. Die zurückliegenden zwölf Tage waren mir wie eine Ewigkeit vorgekommen. Auf dem Weg ins Wohnzimmer hat Simone eine Schnur mit bunten Buchstaben gespannt: Herzlich willkommen! Frische Blumen stehen auf dem Tisch, erst am Morgen auf dem Wochenmarkt gekauft.

Wir nehmen uns erst einmal kräftig in den Arm. In der Hoffnung, dass jetzt bald Normalität eintreten werde.

Simone arbeitet als Krankenschwester auf einer Intensivstation. Sie weiß professionell mit Patienten und schweren Krankheiten umzugehen. Das ändert sich schnell, wenn man dem Patienten sehr nahe steht.

Sie hat mir öfter berichtet, so manchen Ablauf ihres Arbeitsalltags ganz neu betrachtet zu haben. Auch ist der Patientenwille immer wieder Thema ihrer schriftlicher Arbeiten, bei ihrer Weiterbildung zur Intensivpflegerin.

So zum Beispiel bei einer Hausarbeit über Patientenwahrnehmung. Was merkt man in verschiedenen Stadien der Narkose? Welche Betäubung wirkt wann – und wie lange?

Ich habe ihr mal beschrieben, dass ich das Gefühl gehabt habe, auf der Intensivstation zwischenzeitlich den Raum gewechselt zu haben. Erst ist er mir klein vorgekommen, und ich habe keine anderen Patienten bemerkt. Später habe ich dann doch festgestellt, dass wir zu dritt sind, und das Zimmer viel größer ist als ich zuerst gedacht habe.

Zudem hält sie ein Referat über das Thema Patientenverfügung. Wenige Wochen nach der Entlassung empfiehlt mir der Klinik-Neurologe Dr. Fuchs, mich mit dem Thema auseinander zu setzen, und schickt mir kurz darauf die entsprechenden Papiere als Vordruck zu. Erst nachdem meine Freundin ihr Referat gehalten hat, setze ich mich mit ihr zusammen an die Unterlagen, und fülle eine solche Verfügung und eine Vorsorge-Vollmacht aus.

In beiden Fällen erste Ansprechpartnerin: meine Freundin.

Die Fachweiterbildung in der Intensivpflege bedeutet auch, dass Simone neben ihrer Heimat-Station auch andere Abteilungen kennen lernt, und das nicht nur im eigenen Krankenhaus, sondern auch in zwei weiteren Kliniken.

Unter anderem ist sie nur ein halbes Jahr nach mir in der selben Fachklinik, in der ich gelegen habe – und somit täglich Zeuge von Hirntumor-Operationen. Sie weiß also jetzt auch, was wir alle und somit auch ich damals nicht gewusst haben – wie es hinter den Kulissen des OP-Bereichs aussieht.

Ich hätte das nicht ausgehalten, aber sie hat nur anfangs große Angst und kann dann professionell damit umgehen – und sagt schließlich sogar, dass es interessant sei.

Sie begegnet auch den uns bekannten Ärzten wieder, aber sowohl die Doktoren als auch das Pflegepersonal sind im OP derart vermummt, so dass niemand sie wiedererkennt.

Ansprechpartnerin Nummer eins ist Simone für mich bereits in meiner Zeit im Krankenhaus gewesen.

Jeden Tag freue ich mich, wenn ich ihren Motorroller auf den Zweirad-Parkplatz knattern höre, den ich von meinem Fenster aus einsehen kann. Nach dem üblichen Begrüßungs-Küsschen, das schon mal etwas längere Zeit in Anspruch nimmt, packt sie ihre Tasche aus. Beide Tageszeitungen, Obst, eine Thermoskanne, gefüllt mit Eiswürfeln. Wenn ich Post habe, was fast täglich der Fall ist, hat Simone sie natürlich mitgebracht.

Biologische Limonade hat sie auch immer ein paar Flaschen dabei. Bis zum Ende muss ich gegen die gesammelten Mitbringsel anfressen und antrinken. Es bleibt aber tatsächlich nichts stehen!

Bis zur Operation habe ich immer weniger Hunger, und bin fast schlank – für meine Verhältnisse. Das bleibt auch kurz nach dem Eingriff noch so. Deshalb bereitet es mir einige Mühe, mehr zu essen als die Klinik vorsieht. Selbst mit den Klinikmahlzeiten habe ich zu kämpfen.

Auch bei der Körperpflege hilft sie mir. Ich kann zwar stehen, aber anfangs nur sehr wackelig. Und das lange Pflaster auf meiner Kopfwunde soll natürlich nicht nass werden. Bei allem Ernst der Lage haben wir glaube ich bei meiner Duschung erstmals seit der Diagnose wieder zusammen gelacht.

Im Nachhinein erscheinen mir die vielen Alltagsstreitigkeiten lächerlich. Wenn wir uns heute uneins sind, versuche ich immer noch nachzuvollziehen, wie wichtig das Thema, wie bedeutsam die Auseinandersetzung wirklich für unsere Beziehung ist. Ist es diesen Streit wirklich wert? Meistens muss ich die Frage verneinen und sage es dann auch. Simone stimmt mir dann meistens zu.

Unser erster gemeinsamer Urlaub führt uns an die Nordsee, der zweite über Silvester auf die Kanaren. Dazwischen genießen wir die Adventszeit und Weihnachten, als ob es das erste Mal ist. Wohlgemerkt das erste, nicht etwa das letzte Mal. Denn ich will noch viele Male Weihnachten feiern.

Mit meiner Frau Simone an der Seite, Tannenbaum und Kindern, und unseren zwei Kaninchen natürlich.

Im Nachhinein glaube ich, dass der Hirntumor für mich und für uns in verschiedener Hinsicht eine Prüfung gewesen ist. Lässt sich zwar jetzt leicht sagen – es hätte ja auch schlecht ausgehen können, bei der Operation oder danach. In sofern hat mein Schicksal sicher nicht allein in meinen Händen gelegen. Das will und werde ich auch ausdrücklich nie behaupten!

Aber es war sicher eine Prüfung für uns zwei. Und ich weiß jetzt: Ich will und werde meine Simone nie wieder hergeben – sie ist das Beste, was mir je passiert ist.

Familie

Es ist müßig, eine Aussage darüber zu treffen, welches meiner Familienmitglieder mir wie hilfreich war in der schweren Zeit. Erstens mal wäre es schlicht unfair, eine Rangliste aufzustellen. Und zweitens würde mir das ohnehin schwer fallen. Denn jeder war irgendwie auf seine individuelle Weise hilfreich.
Alle hatten eines gemeinsam: Sie waren super klasse! Wirklich alle. Ein riesiger Rückhalt!

Ich kann heute beurteilen, wie wichtig Familie ist. Natürlich gibt es auch in meiner Sippschaft Ecken und Kanten, und manchmal kleinere Probleme. Aber im Sommer haben alle gemerkt – denke ich jedenfalls – dass die wichtigen Dinge des Lebens andere sind.
Es hat sich aber niemand sonderlich zusammenreißen müssen, weil es auch in den normalen Zeiten gut läuft, sich alle untereinander respektieren, und die meisten sich sogar richtig gern haben.

Das ist mal ganz anders gewesen. In meiner Kindheit und Jugend habe ich meine Familie noch mit anderen Augen gesehen. Meine Eltern sind sich in gemeinsamem Ehrgeiz einig, welchen Weg ihre drei Söhne gehen sollen: Abitur am humanistischen Gymnasium, Studium, ein eher akademischer Job. Letztlich bin ich der einzige, der Abi und ein abgeschlossenes Studium hat.
Auch mein Job ist allerdings wenig akademisch …

Kurz bevor ich das Abitur mache, zerbricht die Ehe meiner Eltern. Mein Vater zieht aus, ist aber seither bemüht, zu uns Kindern von der Ostsee aus über die Distanz von fast 450 Kilometern einen guten Draht zu halten.
Er ist mittlerweile wieder verheiratet, während meine Mutter einen ganz anderen Weg geht: Mit 60 schmeißt sie ihren Bürojob in einem Bestattungsunternehmen hin und wandert nach Neuseeland aus. Aber auch sie hält aus der Distanz gern einen sehr engen und zeitaufwendigen Kontakt zu ihren drei Söhnen.

Kurz bevor sie geht, regelt sie mit uns gemeinsam ein paar Dinge. Jede Menge Papierkram, später die Auflösung ihrer Wohnung – quasi eine Erbschaft auf Probe – und dann heißt es: Abschied nehmen. Für einige Jahre zumindest, denn solange will sie mit ihrem jüngst kennen gelernten neuen Lebenspartner über die Weltmeere segeln.

Wir hätten den Mann gern vorher noch mal persönlich getroffen, spüren aber, wie glücklich unsere Mutter ist. Und unterlassen es folgerichtig, ihr von dem Abenteuer abzuraten.

An Weihnachten gesteht sie mir, während meiner Erkrankung Zweifel gehabt zu haben, ob sie das Unternehmen Neuseeland wirklich wagen soll. Dass es schnell und steil bergauf ging bei mir, habe sie letztlich überzeugt, doch zu fahren. Es hätte mir auch nicht gut getan, wenn sie wegen mir geblieben wäre. Das weiß sie wohl auch, wenngleich sie es nie gesagt hat.

Jedenfalls habe ich des Öfteren gespürt, dass sie sich sehr hat zusammenreißen müssen, um sich nicht anzumerken zu lassen, wie sie leidet. Zumeist gelingt ihr das so gut, dass ich gar nichts merke.

An jenem Montag, an dem sich die Ereignisse überschlagen und ich schließlich auf der Aufnahmestation der Bielefelder Fachklinik liege, ist sie im Büro. Ich rufe sie am Nachmittag an; sage ihr, dass ich gern etwas mit ihr besprechen und sie auf dem Weg zum Auto abfangen würde.

Sie parkt damals zufällig immer in der Nähe des Krankenhauses. Tatsächlich geht dann Simone zu dem vereinbarten Treffpunkt und klärt sie über die bittere Wahrheit auf. Mir selbst wäre das sehr schwer gefallen – ich bin froh gewesen, dass meine Freundin diese Aufgabe übernimmt.

Meine Mutter beschreibt mir später, am Anfang oft das Gefühl zu haben, in einer unwirklichen Welt zu leben. Am Tage habe sie die bittere Diagnose verdrängt; dafür kommt es ihr in doppelter Härte aufs Bett – in Form von heftigen Alpträumen.

Sie schwankt zwischen Verzweiflung und Wut, und empfindet besonders den Moment als schlimm, in dem ich mit ihr über die Dinge spreche, die geschehen sollen, wenn es nicht gut ausgehen würde – also über mein Testament.

Von Anfang an spüre ich ihre Mutterliebe. Sie lässt es sich nie anmerken, wie schwer es ihr fällt, mich aufzumuntern.

Erst viel später eröffnet sie mir, dass es nicht ganz leicht gewesen sei, immer „cool" zu wirken. Diesen Begriff habe ich offenbar mehrmals benutzt, um zu beschreiben, wie sie auf mich wirkt.

Auch an den weiteren Tagen vor der OP kommt sie stets nach dem Dienst bei mir vorbei. Meistens bleibt sie abends so lange, bis meine Freundin wieder da ist. Simone muss immer noch einmal kurz weg – unsere Kaninchen sollen schließlich nicht verhungern! Wenn ich etwas benötige – was dank Simones Fürsorge selten der Fall ist – muss ich es nur sagen, sie kümmert sich gern.

Sie übernimmt manchmal sogar die Körperpflege, und duscht mich behutsam. Genau wie die Waschungen meiner Freundin sind diese Szenen nicht ohne Spaß!

Ich habe sie einmal gefragt, wie sie all das ertrage und warum sie so liebevoll hilft, und erinnere mich, wie sie antwortete: Eine Mutter macht das halt so für ihren Jungen.

Seither ist es immer derselbe Dialog, wenn wir Kontakt haben – ob am Telefon, in E-Mails oder bei leibhaftigen Treffen: Ich sage – Meine Mutter! Und sie antwortet: Mein Junge!

Nebenbei hilft sie mir über ihre guten Kontakte. Über eine ihrer Freundinnen sorgt sie dafür, dass ich meinen Schutzengel kennen lerne, der Leiterin der Station nebenan.

Wenn wir Zweifel an einer Diagnose haben und auch auf Nachfragen wieder mal kein Arzt kommt, um sie zu erläutern, macht sie sich kurz auf den Weg, einen hilfsbereiten Weißkittel aufzutreiben. Was dank ihrer Hartnäckigkeit auch in den meisten Fällen gelingt.

Als ich in den letzten Tagen kein Abendbrot mehr bekomme, weil ich irgendwie aus dem Computersystem heraus gefallen bin, sucht sie mir mithilfe des Stationspersonals ein leckeres Essen zusammen.

„Ich kann meinen Jungen doch nicht hungern sehen," sagt sie.

Als ich gerade wieder zwei Tage zu Hause bin, beglückt sie meine Freundin und mich mit einer Lasagne. Nur ich bin eingeweiht und überrede Simone zu einem längeren Spaziergang, während sie die italienische Speise in Ruhe in unserer Küche zubereitet – lecker!

Gutes Essen hat durchaus einen therapeutischen Zweck: Es macht glücklich! Leider ist es mir in dieser Zeit anzusehen, dass ich ziemlich oft glücklich bin …

Ist meine Mutter vom ersten Tag an dabei, kommt mein Vater erst drei Tage später. Er ist ja auf Rügen, als ihn mein Anruf mit der Diagnose erreicht. Er ist Handelsvertreter und muss seinen Job etwas umdisponieren, mach sich dann aber auf den Weg.
Am Donnerstagabend ist er dann auch dabei, in der großen Runde im Park. Ich weiß noch genau, wo wir gesessen haben, aber was ich mit wem besprochen habe, worüber überhaupt und wie lange es ging – keine Ahnung. Am Abend vor der Operation habe ich so meine eigenen Gedanken.

An den innigsten Moment mit meinem Vater kann ich mich noch gut erinnern. Es ist der Tag nach der Operation. Schon, als ich wieder auf meine Station zurückkehre, ist er dabei – zusammen mit meiner Freundin und meiner Mutter.
Als sich das Problem stellt, dass meine Toilettentür verriegelt ist, sorgt er für Abhilfe. Der Moment, auf den ich hinaus will, ist allerdings später, am Abend.

Wir sind allein auf meinem Zimmer, und ich bin noch benebelt. Er versteht mich auch kaum, weil es mir schwer fällt, in den richtigen Momenten die richtigen Worte zu finden. Somit ist es eine Zeit lang ein etwas zähes Gespräch.
Aber irgendwie, ich weiß gar nicht mehr genau wie, schafft er es, mich aufzuheitern. Es geht glaube ich um irgendetwas Schlüpfriges. Tatsächlich kann ich zum ersten Mal wieder lachen – so weit es meine Kopfverletzung zulässt. An dem ersten Tag nach dem Eingriff muss ich etwas aufpassen, mit schnellen Bewegungen allgemein, und eben auch, wenn es doch mal was zu lachen gibt.
Kurz danach kommt Simone und löst ihn als „Wachhabenden" ab, und staunt über die gute Stimmung im Raume!

Mein Vater fährt direkt danach nach Hause, lässt aber zweierlei zurück. Zum einen sein Lebensmotto: In der Ruhe liegt die Kraft. Kein Gespräch, kein Telefonat, keine Mail ohne diese Worte! Mittlerweile habe ich sie gleich doppelt als Zeitungs-Schlagzeile an der Pinnwand hängen – einige Wochen später steht es nämlich so schwarz auf weiß in unseren morgendlichen Gazetten zu lesen. Zum anderen hat mir die Klinik einen Kopfhörer zur Verfügung gestellt, der ein bisschen wie ein Stethoskop aussieht. Ich glaube, da haben die sich das auch abgeguckt. Der Bügel geht nämlich nicht etwa über den Scheitel, sondern unterm Kinn her. Ein hohles Plastikröhrchen dient als Kabel.

Diesen Kopfhörer suche ich nun am Sonntagabend, also dem ersten Abend, nachdem mein Vater abgereist ist. Der Hörer ist ja am Vorabend noch da gewesen – wo kann er nur sein?

Ich entdecke ihn schließlich quasi über dem Bett. Er ist so akkurat verknotet, dass ich gleich lachen muss: Das kann nur mein Vater gewesen sein!

Manchmal lacht meine Freundin über mich und meint, ich sei genau so penibel. Na ja, nachlässig bin ich sicher nicht gerade, und eine gewisse Liebe zum Detail verspüre ich auch manchmal …

Am folgenden Wochenende, als ich aus der Klinik entlassen werde, kommt mein Vater wieder. Diesmal zusammen mit seiner Frau, die ich von Anfang an gemocht habe.

Ich merke gleich, dass sie mein Schicksal sehr berührt, was sicher auch daher kommt, dass sie selbst in den vergangenen Jahren eine zähe Krankheit erlebt hat, die immer wieder gekommen ist.

Ich registriere, wie sie so manche Träne verdrückt – ein eher ungewohntes Bild für diesen lebhaften Charakter.

Wir treffen uns zu Hause, nachdem ich am Entlassungstag wieder daheim eingetroffen bin – und gerade meinen Gyrosteller vertilgt habe, auf den ich mich zwei Wochen lang gefreut habe.

Mein Vater bemerkt gleich die Fortschritte, die ich innerhalb von nur einer Woche gemacht hatte.

„Das sieht doch alles schon viel besser aus", findet er.

Am Morgen ist mir das Pflaster und die Naht entfernt worden, und er staunt über den Anblick. Wenig später fahren die beiden weiter zu meinem älteren Bruder, wo sie mehr Platz zum Übernachten haben als bei uns.

Wir verabreden uns für den nächsten Tag, zu einem Spaziergang durch den Bielefelder Tierpark. Nach ausführlichem Frühstück mit meiner Freundin auf dem Balkon – wofür es eigentlich viel zu kalt gewesen ist, aber ich habe mich wochenlang darauf gefreut – machen wir uns auf den Weg. Und wandern schließlich ein paar Runden durch den Tierpark. Bis meine Kräfte endlich nachlassen.

Mein Vater schafft es immer wieder, mir bei unseren kurzen Begegnungen viel Kraft zu geben. Als er ein Dreivierteljahr später selbst ein gesundheitliches Problem hat, versuche ich, ihm einiges von dieser Kraft zurückzugeben. In diesen Tagen sehe ich meinen Vater auch das erste Mal in meinem Leben weinen.

Er war unter schwierigen Verhältnissen in der Nachkriegszeit aufgewachsen und hatte dasselbe humanistische Gymnasium besucht wie ich. Meine Brüder waren auch mal auf dieser Bielefelder Schule – einer hielt knapp acht, der andere nur gut ein Jahr durch. Mein Vater hat es in seiner früheren Heimatstadt auch nicht bis zum Abitur geschafft – wohl auch deshalb sollen wir es besser machen. Ich bin der einzige dieser Familie, der an dieser Schule die Hochschulreife erklommen hat – und das nur mit viel Glück und einer Ehrenrunde!

Eine Ehrenrunde hat auch mein älterer Bruder zurückgelegt, aber am Ende fehlt die Motivation, um das Schulziel zu erreichen.

Er besucht mich fast täglich im Krankenhaus. Manchmal kommt er mitsamt seiner Familie – also seiner Frau, der knapp sechsjährigen Tochter und meinem kleinen Patenkind, gerade anderthalb Jahre jung. Sie bringen stets Leben in die Bude und nehmen den stillen Momenten jeden Anflug von Traurigkeit.

Die Tochter hat mir gleich bei ihrem ersten Besuch ihr Lieblings-Kuscheltier in die Hand gedrückt – einen weißen Hasen. Nicht ohne den Zusatz: „Der ist aber nur geliehen!"

Bei einem späteren Besuch bekomme ich ein selbst gemaltes Bild. Und ein kleines Stoffherz, das mit Lavendel gefüllt ist und, wenn man darauf herumdrückt, auch heute noch den angenehmen Duft dieses Krautes verbreitet.

Es kommt selten jemand zu Besuch, der nicht gleichzeitig irgend ein Mitbringsel in Händen hält. Dabei hätte es mir immer genügt, dass sie überhaupt da sind – auch wenn ich alles aufbewahrt und keineswegs vergraben habe. So steht der Fotorahmen mit uns drei Brüdern plus Familien immer noch in unserer Wohnung. Eines Tages bringt mein kleiner Bruder es mit in die Klinik.

Wir haben das Familienbild erst vor etwa einem Jahr machen lassen und an Weihnachten je einen Abzug an unsere Mutter und unseren Vater verschenkt.

Wenn mein kleiner Bruder mit seiner Familie auch noch da ist, habe ich die Hütte bis unters Dach voll. Er wohnt kurz hinter der Grenze nach Niedersachsen und muss jedes Mal mit Kind und

Kegel gut 60 Kilometer zurücklegen. Seine Frau und die einjährige Tochter nehmen die Strapazen oft auf sich. Die Kleine geht damals erste vorsichtige Schritte, greift dazu aber gern nach jeder Hand die sich ihr entgegenstreckt. Ein süßes Mädchen!

Von wegen kleiner Bruder – er ist etwa so groß wie ich. Den gelernten Altenpfleger hat es vor ein paar Jahren aufs Land verschlagen. Dort hat er seine Frau kennen gelernt. Kurz vor der Geburt des Kindes haben sie geheiratet, also vor gut einem Jahr.

Die Einladung zum Standesamt kommt kurzfristig, und ich habe schon einen Termin an diesem Samstag: Arminia Bielefeld spielt auf Schalke, und ich muss dorthin! Es geht wieder mal um die Wurst im Abstiegskampf, und Ersatz für diesen Einsatz finde ich auf die Schnelle nicht. Aber Simone ist bei der Trauung dabei …

In bezug auf meinen jüngeren Bruder erinnere ich mich an einen Moment – ich glaube den einzigen überhaupt – wo wir mal allein sind im Zimmer. Fünf Minuten, in denen keiner ein einziges Wort spricht. Es ist nicht so, dass wir keine Gesprächsthemen gehabt haben. Und uns nicht hätten unterhalten können. Nein, wir haben es vorgezogen, zu schweigen.

Ganz ohne Witz: Das geht nicht mit jedem so gut, dass man mal ein paar Minuten den Mund halten und einfach seinen eigenen Gedanken nachgehen kann!

Später, beim Spaziergang im Park, überkommt mich plötzlicher Heißhunger: Ne Currywurst, was wäre das jetzt lecker! Am besten ne doppelte, mit Pommes! Der Klinikfraß ist zwar an meinen niedrigen Erwartungen gemessen lecker, aber eben nicht so sexy wie eine Currywurst.

Mein Bruder hat das aufgeschnappt, schweigt aber zunächst. Nach meinem Abendbrot ist sie dann plötzlich da: doppelte Currywurst, doppelt Pommes. Gesponsert von meinem jüngeren Bruder!

Zusammen mit meiner Simone habe ich etwa eine Viertelstunde davon gegessen, ohne dass die Portion kleiner geworden wäre. Mit gemeinsamen Kräften schließlich vertilgen wir das köstliche Mahl. So pappsatt bin ich lange nicht mehr gewesen.

Meine Mutter kommt später ins Zimmer und muss bei meinem etwas gequälten Anblick lachen. Jedenfalls ist die Currywurst das kulinarische Highlight dieses Krankenhaus-Aufenthaltes!

Zur Familie zähle ich nicht erst seit dieser Zeit auch Simones Eltern sowie Schwester mit ihrem Lebensgefährten. Die Schwester arbeitet als Krankenpflegerin, auf einer anderen Station im Haus nebenan, das aber zur selben Klinik gehört.

Sie schaut aufgrund der Nähe häufiger als die anderen mal rein, im blauen Kittel und mit dem Stethoskop um den Hals. Auch die Nähe zu einer weiteren Krankenschwester des Hauses kann nur gut sein, denn sie kennt manche der Pflegerkräfte die zu mir kommen, und nach freudiger Begrüßung läuft ein kurzes Gespräch ab.

Um meinem Schwiegervater zum 69. Geburtstag zu gratulieren, türme ich sogar– das heißt: Drei Tage vor der OP verlasse ich das Krankenhaus für ein paar Stunden, begleitet von Simone.

Ich bin ihrem Vater heute noch sehr dankbar dafür, dass er mich nach der Klinik-Entlassung an den meisten der 20 Therapie-Tage zur Logopädie in die ambulante Reha-Einrichtung direkt neben dem Krankenhaus gefahren hat. Zu jedem Termin komme ich pünktlich! Und schon eine Dreiviertelstunde später steht er bereit, um mich wieder zurück nach Hause zu kutschieren.

Simone und meine Familie waren der größte Rückhalt in der Zeit im Krankenhaus und auch danach, den man sich wünschen kann. Ohne sie wäre ich nicht wieder so schnell und so gut auf die Beine gekommen.

Und auch aus dem Kreise meiner Freunde habe ich in dieser Zeit ebenfalls niemanden vermisst. Im Gegenteil: Sie sind schneller zur Stelle gewesen als ich gedacht habe.

Freunde

Es ist Tag drei in der Klinik, als ich es nicht mehr aushalte. Bisher habe ich mich nicht getraut, aber übermorgen ist der OP-Termin. Morgen will ich mich nicht unnötig stressen, also greife ich zum Telefon und rufe eine Handvoll Freunde an.

Es kostet mich jedes Mal viel Überwindung, die gleiche Geschichte wieder und wieder zu erzählen. Ich habe Mühe, die Tränen zurückzuhalten. Aber da muss ich jetzt durch, das bin ich meinen Freunden schuldig.

Alle sind fassungslos. Jedes Mal habe ich anfangs Mühe, den Gesprächsfluss in Gang zu halten. Wenn sie sich gefangen und alle Infos verstanden haben, ist stets die erste Frage: Wann können wir kommen? Keiner fragt: Dürfen oder sollen wir überhaupt? Eine solche Anteilnahme ist schlicht überwältigend!

Alle wollen mich besuchen, am liebsten noch am gleichen Tag. So habe ich dann ab Mittag bis in den späten Abend alle da, die ich angerufen habe, plus Anhang. Es ist immerhin ein knappes Dutzend – mehr habe ich zu diesem Zeitpunkt noch nicht benachrichtigen wollen.

Meinen ersten Besuch kenne ich schon seit vielen Jahren – wie die meisten meiner Freunde. Und eine weitere Parallele zu den meisten guten Bekannten ist, dass ich gar nicht mehr so genau weiß, woher wir uns eigentlich kennen.
Jedenfalls hatten wir uns ein paar Jahre aus den Augen verloren, aber zufällig vor zwei Wochen wieder miteinander telefoniert und eine lange Party-Nacht zusammen gefeiert. Damals steht nur der Termin bei meiner Neurologin fest; ich bin aber noch vollkommen ahnungslos wozu er führen wird.
Ich weiß nicht mehr genau, ob es bei ihrem ersten Besuch oder einem der späteren ist. Jedenfalls drückt sie mir einen kleinen Stein in die Hand, einen Rosenquarz.
„Das ist der Glücksstein unseres Sternzeichens", sagt sie.
Sie ist genauso Stier wie ich. Dankend stecke ich den Rosenquarz ein. Er liegt fortan auf meinem Nachtschränkchen in meinem Klinik-Zimmer, und ist auch heute nie weit von mir entfernt.

Ein weiterer Freund kommt gleich mit seiner Frau und dem kleinen Töchterchen, das erst gut ein halbes Jahr auf der Welt ist. Sie ist gerade in der Krabbel-Phase angekommen.
Vor allem meine Mutter vergnügt sich mit dem kleinen Wurm. Sie hat schon immer ein gutes Händchen mit Kindern gehabt. Die beiden sieht man zwischendurch mal hier und da im Park verschwinden. Am Ende tauchen die beiden natürlich wieder auf!
Die drei bringen einen kleinen Teddy mit einem Pflaster auf dem Bauch und das Buch „Deutsch – Arzt, Arzt – Deutsch" mit, ein „Lexikon" in Langenscheidt-Art aufgemacht, vom Doktor und Kabarettisten Eckart von Hirschhausen.

Auch wenn es voller Pointen ist und ich es erst im Winter richtig in Ruhe gelesen habe – ab und zu habe ich tatsächlich mal was nachgeschlagen!

Eine gute Freundin meiner Mutter kommt fast täglich. Es ist diejenige, die die Leiterin der Nachbarstation kennt, die später zu meinem Engel werden soll. Sie hat beim ersten Mal eine sehr persönliche Karte geschrieben und ein Buch des Philosophen unter den Komikern dabei – Dieter Nuhr. Ich lese es immer wieder mal gern. Über Silvester habe ich es mitgenommen nach Lanzarote.

Weitere Besucher kommen und gehen, die meisten gehen mit leeren Händen, nachdem sie ihr Geschenk bei mir abgegeben haben. Und so gleicht mein einst ödes Patientenzimmer binnen kürzester Zeit dem heimischen Wohnzimmer, nur dass in der Klinik etwa die selbe Menge an Fotos, Büchern und sonstigen Mitbringseln auf geschätzt einem Viertel der Quadratmeterfläche untergebracht ist.

In den wenigen einsamen Momenten greife ich mir immer wieder mal das ein oder andere Geschenk, schaue es mir genauer an, und freue mich darüber. Es könnte eigentlich alles schöner nicht sein – wäre da nicht dieser blöde Hirntumor.
Denn das ist natürlich die andere Seite der Zuneigung: Sie vergrößert in ruhigen Zeiten meine Ängste. Und wenn sie alle nur da sind, um Abschied zu nehmen?
Nein, denke ich dann, und nehme mir wieder eines der Mitbringsel vom mittlerweile überfüllten Nachtschränkchen oder der ebenso proppevollen Fensterbank. Sie wollen, dass ich wieder gesund werde. Nichts anderes. Und ich will es auch. Weil mir diese Zuneigung natürlich eine Verpflichtung ist. Weil ich jetzt nicht so einfach gehen kann.
Und schließlich: Weil ich diese vielen Freunde draußen noch mal wiedersehen will. Um mit ihnen ins Kino zu gehen, zusammen Fußball zu gucken oder einen Spieleabend zu unternehmen. Und natürlich, irgendwann auch mal wieder, ein Bierchen zu trinken und zu feiern.

Dass es damit so schnell geht, habe ich in meinen kühnsten Träumen nicht erwartet.

Eine Woche nach der Entlassung ist die erste kleine Party angesagt. Ein Freund war mit seiner Frau kurz nach der Hochzeit raus aufs Land gezogen. Das macht man heute so. In meiner Clique jedenfalls gibt es einige – und er gehört dazu – die vor Jahren noch mitten in der City gewohnt und die Vorzüge dieses Lebens gepredigt haben – um jetzt ebenso selbstverständlich Loblieder auf die Qualität des Landlebens zu singen.

Jedenfalls freue ich mich auf seinen 35. Geburtstag. An ein echtes Bierchen ist zwar noch nicht zu denken, aber ein paar Alster oder Radler, jedenfalls Bier mit Limo, tun es auch.

Zwei Wochen später findet eine zünftige Grillparty statt, zu der ich eingeladen bin. Dort begegnen mir viele Freunde, deren Nähe mir im Krankenhaus zuviel gewesen wäre und die ich deshalb in der kurzen Zeit auch noch gar nicht unterrichtet habe. In den wenigen Tagen vor der Operation wäre ohnehin keine Zeit gewesen für alle, und nach dem Eingriff fehlen mir ja erst mal die Worte.

Ich muss mich hier auch gar nicht groß rechtfertigen. Natürlich wissen alle längst, was passiert ist, aber sie respektieren es, dass ich an diesem Abend nicht in der Stimmung bin, großartig darüber zu reden.

Ein paar Wochen später ist es dann soweit: ein Skatabend steht an, und reichlich beschwingt geht es weiter in eine Schlager-Disko. Es ist spät in der Nacht oder früh am Morgen – ich weiß es nicht mehr so genau – als ich endlich im Bett liege.

Die schlechte Nachricht vom zweiten Befund und der damit notwendig gewordenen Bestrahlung schlägt ein wie eine Bombe. Am Wochenende vor Beginn der Strahlentherapie trommele ich deshalb noch mal die ganze Clique zusammen.

Wir beginnen mit einem Spieleabend und ziehen anschließend bis tief in die Nacht um die Häuser. Schließlich darf ich in den fast acht Wochen keinen Tropfen Alkohol trinken.

Das heißt: Eventuell wäre mir auf Anfrage eine gelegentliche Ausnahme gestattet worden, aber ich will das gar nicht und stelle nie die entsprechende Frage.

Ich ziehe die fast zwei Monate durch, warte am Ende noch genau eine Woche und bedanke mich bei meinen Freunden, indem ich sie alle zur Eröffnung des Bielefelder Weihnachtsmarktes auf ein Heißgetränk einlade.

Ob ich es jetzt gut finden soll oder nicht, das habe ich damals nicht gewusst – und weiß es auch heute noch nicht so genau – aber ich spüre schon in diesen Tagen: Ich habe endlich mein altes Leben wieder! Jedenfalls, soweit ich das gern will. Das ist aber in vielen Teilen der Fall.

Allerdings gehören dazu leider auch gelegentliche Kopfschmerzen am nächsten Morgen als Kehrseite so mancher Party …

Zuversicht

Spurensuche

Kakadu-Combo feiert 21-jähriges Bestehen – Haus „Unter den Linden" wird umgebaut – Regierungspräsident besucht Autobahn-Polizei. Was haben diese drei Dinge gemeinsam?
Sie standen am 15. August 2001 in der Herforder Ausgabe einer regionalen Tageszeitung. Dafür hatte ich höchstpersönlich gesorgt. Nicht, dass ich etwa alle diese Artikel geschrieben hatte. Nein, ich hatte die fertigen Texte und Fotos so zusammen gebaut, dass sie auf unsere fünf Seiten passten.

Natürlich gab es auch noch andere Themen an diesem Tag: Kammermusik trifft Gospel, Eilshauser Konzerte, Möbelrunde bei Nolte-Küchen. Alles, was die Herforder Bürger so interessierte. Meinten wir jedenfalls damals. Auch erschien unsere wöchentliche Wirtschaftsseite am nächsten Tag, unter anderem mit einem Artikel über den Auftritt einer in Herford ansässigen großen Bekleidungsfirma. In dieser hatte mein Freund Mark bis zu seinem Tod vor einigen Wochen noch gearbeitet, seit seiner Ausbildung zum Industriekaufmann.
Der Artikel beschrieb den Auftritt der Firma bei der Düsseldorfer Modemesse. Zu der war Mark damals häufiger gefahren. Es war natürlich Zufall, dass wir gerade an diesem Tag über die Firma berichteten. Und ist mir erst bei der Recherche für dieses Buch aufgefallen – er war ja erst acht Wochen zuvor gestorben, in diesem Sommer 2001.
Aber, so glaube ich: Das war einer der wenigen Zufälle an diesem Tag.

Ich war zu dieser Zeit als Produktionsredakteur für das Layout unseres Blattes zuständig, in der Lokalredaktion in Herford. Kurz zuvor hatte ich meine zweijährige Ausbildung zum Journalisten beendet, das so genannte Redaktions-Volontariat. Ich hatte gerade meinen ersten Arbeitsvertrag als Redakteur unterschrieben.
Wie schon beim Volontariat hatte ich es nicht ablehnen können, einen der wenigen und deshalb begehrten festen Arbeitsplätze im Haus anzutreten. Es war überhaupt einer der letzten unbefristeten

Verträge – danach gab es in diesem Verlag fast nur noch Kontrakte auf Zeit.

Ich machte gern das Layout – man kann quasi eine Lokalausgabe selbst gestalten. Nachteil dieses Jobs war, dass man weniger „rauskam", also selbst kaum noch Termine wahrzunehmen hatte.

Deshalb saß ich auch an diesem Tag an meinem Arbeitsplatz und hatte meinen Job für die morgige Ausgabe fast fertig, als es schlagartig anfing, vor meinen Augen zu flimmern.

Es wurde von Sekunde zu Sekunde schlimmer. Ich konnte auf dem Bildschirm kaum noch etwas erkennen. Nur mithilfe der Kollegen bekam ich die letzten, wenigen Arbeitsschritte auf die Reihe.

Ich rief sofort meine Augenärztin an – mit Mühe und Not konnte ich die Tasten auf dem Telefon lesen.

„Kommen Sie vorbei, so schnell es geht", sagte die Arzthelferin.

„Aber wie denn?", fragte ich.

Auto fahren ging nicht, ich konnte ja fast nichts sehen.

Also wartete ich eine ganze Zeitlang – unschlüssig, was nun zu tun sei. Allmählich wurde es besser, ich konnte wieder klarer sehen. Stattdessen kam urplötzlich ein heftiger Kopfschmerz, der von einem Punkt auszugehen schien. Links oben in meinem Schädel.

Ich wartete noch einmal, und ein paar Minuten später wurde der höllische Schmerz schwächer und verschwand schließlich genau so plötzlich, wie er gekommen war.

Da saß ich bereits seit ein paar Minuten im Auto, denn auch die Sehleistung war fast wieder voll da. Als ich nach einer halben Stunde bei meiner Augenärztin ankam, waren die Beschwerden weg. Die Stelle im Kopf, an der der Schmerz angefangen hatte, spürte ich allerdings noch leicht, aber das klang in den folgenden Tagen auch ab.

Die Ärztin kontrollierte meine Sehleistungen – die jetzt natürlich keine Einschränkungen mehr zeigten. Den plötzlichen Schmerz danach konnte sie auch nicht genau erklären.

„Möglicherweise ein Spasmus", mutmaßte sie. Das kann eine Störung im Gehirn sein, quasi eine kleine Vorstufe zum Hirninfarkt.

Ich muss darauf hinweisen, dass ich in diesem Buch ein einziges Mal geflunkert habe. Gleich zu Anfang, im ersten Kapitel. Ich schreibe von „meiner Freundin", aber just zu dieser Zeit, im Sommer 2001, waren wir gar nicht zusammen. Wir hatten zu

Jahresbeginn Schluss gemacht, aber schon bald wieder zusammen gefunden, und an Weihnachten waren wir schließlich wieder „offiziell" ein Paar.

In den Wochen, als Mark im Krankenhaus um sein Leben kämpfte, waren wir uns bereits wieder ziemlich nahe, wenngleich nicht richtig zusammen. Ich hätte das auch am Anfang erklären können; es erschien mir aber zu kompliziert. Und es gab ja Wichtigeres in dieser Zeit. Deshalb verschwieg ich es anfangs.

Diese Ereignisse lagen also just in dieser Beziehungspause – als mir ein so wichtiger Lebenspartner fehlte.

Wegen einer Lappalie hatten wir uns damals getrennt. Dass es noch große Gefühle füreinander gab, wurde danach immer wieder deutlich, wenn wir uns begegneten. Die Ereignisse um Marks Tod schafften es, uns kurzzeitig wieder zusammen zu schweißen. Danach versuchte ich noch zweimal, andere Damen-Herzen zu erobern – aber letztlich sind wir wohl füreinander bestimmt und wieder zusammen gekommen.

Es war auch insofern ein schwieriger Sommer, dass ich beruflich vor dem größten Einschnitt meines Lebens stand. Ich hatte wie oben beschrieben nach dem Volontariat eine feste Redakteursstelle in Herford angetreten, aber von vornherein gewusst, dass ich nicht ewig im Verlag bleiben wollte. Seit Jahren hatte ich immer wieder meine Fühler in Richtung WDR ausgestreckt. Direkt nach dem Studium konnte ich mein Zeitungs-Volontariat beginnen, was ich damals gern machte. Die Gelegenheit war also günstig, danach abzuspringen.

Mein erster Vertrag als Redakteur enthielt einige Fußfesseln, die meiner Flexibilität im Wege standen. Nach erfolgreicher Probezeit durfte ich nämlich nur zum Halbjahresende kündigen, und das auch noch mit der Frist von sechs Monaten. Im Klartext: Wenn ich nicht am vierten Werktag eines Halbjahres, zum Beispiel dem vierten Januar, gekündigt hätte, säße ich bis Jahresende im Verlag fest. Ich wollte aber auf freie Stellen beim WDR jederzeit reagieren können.

Mein Vorgesetzter bei der Zeitung sagte zwar: Man kann über alles reden. Ich dachte mir aber: Das ist ja schön – aber letztlich zählt, was man schriftlich hat.

Entsprechend intensivierte ich im August 2001 die Kontakte zum WDR. Es gelang mir, einen Termin für eine Probe-Hospitanz zu bekommen. Diese dauert normalerweise mehrere Wochen, aber weil ich in diesen Tagen wenig Zeit hatte, bekam ich quasi die Gelegenheit zu einer kompakten Version – ich blieb nur vier Tage. Danach war für mich klar: Hier gehöre ich hin.

Der Studioleiter stimmte zu, auch wenn er mich nicht wie gewünscht im Sport unterbringen konnte. Ich musste mich also im Haifischbecken der „Generalisten" versuchen – so nennen wir diejenigen im Haus, die alles machen müssen. Sowohl, was die Themen angeht, als auch für welches Medium – Radio oder Fernsehen. Wir im Studio Bielefeld arbeiten nämlich bimedial – also sowohl fürs Ohr als auch fürs Auge.

Natürlich bekam ich keinen festen Vertrag, sondern sollte auf Honorarbasis anfangen. Alles andere als stabile Aussichten. Dennoch entschied ich, meinen unbefristeten Vertrag bei der Zeitung zu kündigen.

All dies ist im August 2001. Gerade einen festen Job gekündigt. Gerade ohne Freundin. Gerade sind nur acht Wochen vergangen, nachdem mein bester Freund an den Folgen eines Hirntumors gestorben ist.

Und gerade jetzt habe ich diesen oben beschriebenen Vorfall mit Augenflimmern und Kopfschmerzen. Damals sehe ich diesen Zusammenhang noch nicht. Aber heute bin ich davon überzeugt, dass dies die Geburtsstunde meines eigenen Tumors gewesen ist.

Es gilt mittlerweile als erwiesen, dass fast jeder Mensch in seinem Leben mal anomale Zellen in seinem Körper hat. Glücklicherweise bedeutet das nicht auch gleich, dass er Krebs bekommt. Denn bei einem gesunden Menschen hat das Immunsystem etwas dagegen. Die körpereigenen Abwehrkräfte wirken nämlich nicht nur gegen Schnupfen, sondern bekämpfen jedweden Angriff von außen. Und korrigieren so manche genetische Fehlinformation.

Mit einer solchen fängt jede Krebserkrankung an: Eine Zelle macht einen Fehler. Sobald sie beginnt, sich zu teilen, gibt sie diese genetische Fehlinformation an andere Zellen weiter, und es bildet sich aus einer abnormen Zellhäufung irgendwann ein Tumor. Handelt es sich um bösartige Zellen, schreitet dieser Prozess um so schneller voran.

In diesen Zellen gehen Umwandlungen vor, aufgrund derer sie sich besonders schnell vermehren und angrenzendes Gewebe durchdringen.

Gesunde Zellen haben eine Art Kommunikation, mit der sie selbst ihre übermäßige Vermehrung kontrollieren. Anders die bösartigen Zellen: Sie breiten sich rücksichtslos und unkontrolliert aus.

Es fängt also alles an mit einer genetischen Fehlinformation. Das soll aber nicht heißen, dass jeder Krebserkrankung ein Gen-Defekt zugrunde liegt. Es heißt nur: Die Zelle ändert ihr Inneres. Das kann jederzeit passieren, und bedingt nicht, dass sie den Fehler bereits seit der Geburt in sich hat.

Die Ursache kann vielmehr auch darin liegen, dass die Zelle schädlichen Substanzen oder Chemikalien ausgesetzt war oder durch äußere Einwirkung geschädigt wurde. Es kann aber auch sein, dass dem Körper bei ununterbrochener Produktion von Milliarden von Zellen einfach mal ein Fehler unterläuft.

Bei einzelnen Krebsarten weiß man in den meisten Fällen, worauf sie zurückzuführen sind. Wenn jemand starker Raucher ist und Lungenkrebs bekommt, denkt jeder gleich: Der ist ja selbst schuld. Aber nicht jeder starke Raucher hat irgendwann Lungenkrebs.

Genauso können genetische Faktoren ein Auslöser sein, und es gibt bei einzelnen Krebsarten empirisch belegte Zusammenhänge. Mein Hirntumor zählt übrigens nicht dazu. Ich habe gleich anfangs danach gefragt, denn defekte Gene können ja bei der Zeugung neuen Lebens weiter gegeben werden. Mir fällt damals ein Stein vom Herzen – man hat ja noch Pläne …

Schließlich wird geforscht, ob und wenn ja welche Strahlung ein Auslöser für Krebs sein kann. Zum Beispiel zu viel Sonne, UV-Strahlen, kosmische Strahlung oder Handy-Abstrahlungen.

Erste Studien zeigen keine messbaren Beeinträchtigungen – beim Telefonieren ebenso wenig wie wenn man in der Nähe von Mobilfunkmasten lebt.

Und auch die Ernährung hat allenfalls bedingt Einfluss: Menschen mit Übergewicht sind anfälliger für Krebs – das ist aber bei vielen anderen Krankheiten auch so.

Man kann also viele Ursachen ganz oder fast ausschließen. Aber es ist dennoch weder Zufall noch Werk höherer Kräfte, wenn man

Krebs bekommt. Weiter oben war schon vom Immunsystem die Rede. Davon, dass es den körpereigenen Abwehrkräften überwiegend gut gelingt, die anomalen Zellen abzutöten, die fast jeder mal in sich trägt. Wenn das Immunsystem aber gehemmt wird, kann es sein, dass es seinen Job nicht macht.

Stress macht krank – diese simple Formel trifft oftmals zu. Jeder hat mal ein bisschen Stress, deshalb benötigt es schon ganz schön viel davon, um richtig krank zu werden. Wenn der Stress chronisch ist, ist die Wahrscheinlichkeit ziemlich hoch. So entsteht ja auch so manches Magengeschwür.

Auch punktuell auftretender und ungewöhnlich heftiger seelischer Schmerz kann eine Ursache für gesundheitliche Probleme sein. Wie jede Krankheit wird auch Krebs so ausgelöst – so und nicht anders. Das haben zahlreiche Studien bestätigt.

Die Untersuchungen zeigen, dass den meisten Krebserkrankungen ein gleiches Lebensmuster vorangeht. Viele Menschen haben vor Ausbruch ihrer Krankheit einen für sie wichtigen Menschen verloren, mit dem sie eine tiefe emotionale Beziehung hatten. Zudem ist Verlust des Arbeitsplatzes ein Grund, wie auch Scheidung und Trennung ganz oben in der Liste der Stressfaktoren stehen. Gefängnishaft als Grund steht auch ziemlich hoch im Kurs. Und das ist der einzige von all diesen Faktoren, den es in meinem Leben zu dieser Zeit nicht gab.

Ich hatte im Sommer 2001 meinen besten Freund verloren. Und keine Freundin. Und meinen Job gekündigt. Zwar selbst und ohne äußeren Druck, aber ich wusste noch nicht, ob das richtig war, denn ich hatte ein sicheres gegen ein höchst unsicheres Arbeitsverhältnis getauscht.

All dies hatte ich damals kaum weiter registriert.

Aber: Wie ich mich heute erinnere, habe ich quasi gespürt, wie der Tumor entstanden ist in meinem Kopf.

Da dieses Gefühl nach wenigen Tagen wieder verschwunden ist, bin ich danach in dieser Sache nie wieder zum Arzt gegangen. Bis jetzt. Sonst hätte man in den vergangenen sieben Jahren vielleicht schon etwas im Kernspin entdeckt.

Es ist übrigens gut möglich, dass der Tumor so lange in meinem Kopf gewesen ist. Mir haben das Ärzte immer gesagt, auch schon, als ich diese Zusammenhänge noch nicht sehe. Erst sieben Jahre nach diesen Ereignissen im Sommer 2001 gehe ich zum Arzt. Weil die Kopfschmerzen immer stärker werden und nur auf einer Kopfseite auftreten.

Ich habe weder einen epileptischen Anfall – wie Mark damals – noch größere neurologische Ausfälle, wie das ich zum Beispiel einmal nicht mehr richtig hätte gehen können. Nur ein paar taube Zehen am linken Fuß – aber das bringe ich erst in den Tagen nach der Operation mit der Krankheit in Verbindung.

Mein Hirntumor ist quasi ein System in sich gewesen, und ist erst aufgefallen, als er zuviel Platz in meinem Schädel beansprucht hat.

Kein Mensch weiß, wie lange in meinem Kopf tatsächlich schon etwas gewachsen ist. Letztlich bleibt es eine These, für die allerdings vieles spricht, dass mein Hirntumor an diesem Tag im August 2001 seinen Ursprung hat.

Zurück im Job

Im Herbst 2001 beginnt aber auch eine Glückssträhne, die bis heute hält.

Ich habe beim WDR schnell Tritt gefasst, und schon wenige Wochen nach meinem Start wird ein Platz frei im Sport-Team. Ich kann also dort anfangen, wo ich schon immer hin gewollt habe. Eine Handvoll Kollegen bilden das regionale Sportgeschehen ab, ob Fußball-Bundesliga, Handball-Europapokal oder Länderspiele im Basketball, in den Regionalnachrichten auf WDR 2.

Oder fertigen Fernsehbeiträge von etwa drei Minuten Länge an, für das regionale WDR-Programm.

Überregional läuft beim WDR das meiste über Köln, und das ist weit weg. Drei Jahre nach meinem Einstieg rückt Köln für mich aber einen großen Schritt näher. Seitdem begleite ich Arminia Bielefeld durch die Welt des Fußballs. Ich besuche in der ersten Liga alle Pressekonferenzen, alle Heimspiele und die Auswärtsspiele innerhalb von NRW. Dazu führe ich sämtliche Interviews rund um die Spiele.

Seither bin ich auch immer dann gefragt, wenn ein anderes sportliches Thema in Ostwestfalen-Lippe für die WDR-

Radiowellen interessant ist. Etwa ein Jahr nach den ersten Auftritten von Arminia Bielefeld, die ich begleiten darf, verwirkliche ich einen Jugendtraum und arbeite erstmals bei einem Fußballspiel als Live-Reporter. In der zweiten Liga, und die Paarung lautet: Rot-Weiß Ahlen gegen Sportfreunde Siegen.

Es ist jener Tag einer Bundestagswahl, an dem die Ära Angela Merkel beginnt und Gerhard Schröder nur unter lauten Protesten abtritt – manch einer mag sich erinnern an den denkwürdigen Fernseh-Auftritt, seit dem das Wort Elefantenrunde eine ganz andere, neue Bedeutung hat …

Diesen Job mache ich heute noch. Das heißt, eigentlich sind es ja zwei: Regional im Studio Bielefeld – Radio und Fernsehen. Und zudem überregional, dort aber nur im Hörfunk.

Oder, vielleicht sage ich besser: Diesen Job mache ich wieder. Denn nach der Krankenhaus-Einweisung folgt erst einmal eine mehrwöchige Zwangspause. Ehe es nach der Entlassung aus der Klinik wieder losgeht, ziehen sechs Wochen ins Land.

Mir wird aber in dieser Zeit nicht langweilig: Es beschäftigt mich zunächst, in meinen eigenen Alltag zurückzufinden. Dazu habe ich Logopädie, und schließlich Termine bei meiner Psychologin, Frau Bauermann. Nebenbei ein endloser Hickhack beim Antrag für eine Anschluss-Heilbehandlung, und die Tiefschläge – unter anderem die Tatsache, dass ich dann letztlich doch bestrahlt werden muss.

Kurz vor Beginn der Bestrahlung fange ich dennoch wieder an, zu arbeiten. Ich habe mit dem Studioleiter in Bielefeld und der Sport-Chefin in Köln vereinbart, dass ich es einfach ausprobieren will.

Wenn es nicht funktioniert, wolle man mir noch mehr Zeit geben, sagen beide. Ich muss dem WDR dankbar sein, dass er erst so viele Woche auf meine Dienste verzichtet – um mich dann so herzlich wieder ins Team aufzunehmen. Viele Arbeitgeber hätten das nicht getan – zumal ich nur freier Mitarbeiter bin und der Sender formal keinerlei Verpflichtungen gegenüber mir hat.

Endlich ist er also da, jener erste Arbeitstag!

Ich habe mich schon am Wochenende ins Studio gemogelt, um einen Blick in unsere Sport-Terminmappe zu werfen.

Somit weiß ich, was mich erwartet. Zunächst arbeite ich nur regional – zwei Wochen später sollen die ersten Einsätze für das überregionale Programm folgen. Meine erste Meldung handelt von einem spannenden Duell im Handball-Pokal, das an diesem Abend stattfindet: TBV Lemgo gegen TuS Nettelstedt, Lipper gegen Lübbecker.

Eine berühmte Phrase im Sport ist: Der Pokal hat seine eigenen Gesetze. Aber dieser Spruch bestätigt sich jetzt: Der zweitklassige TuS Nettelstedt wirft den renommierten TBV Lemgo aus dem Wettbewerb!

Das erste längere Stück – bei uns sagt man dazu Nachrichten-Minute – folgt am Freitag. Gut eine halbe Minute widmen wir im Regionalprogramm auf WDR 2 dem Problem im Kreis Minden-Lübbecke, geeignete Handball-Schiedsrichter zu finden.

Diesmal muss ich telefonisch recherchieren. Ich spüre einzelne Wortfindungs-Störungen, aber der Schiedsrichterwart ist nett und bemerkt es glaube ich gar nicht.

Gut eine Woche später ist der erste Einsatz bei einem Bundesliga-Spiel von Arminia Bielefeld. Natürlich habe ich mir auch die vorangegangenen Partien nicht entgehen lassen.

Das erste Heimspiel ist eine Woche nach der Klinikentlassung – ich bin da und gebe meiner Krankheitsvertretung ein paar Tipps. Jetzt, am Tag der deutschen Einheit, heißt der Gast Karlsruhe, und ich bin erstmals wieder auf mich gestellt.

Das erste Interview wird zur Katastrophe. Ich habe vor dem Anpfiff den Finanzchef von Arminia Bielefeld live am Mikrophon, und muss spontan reagieren auf die Worte des Moderators, der das Interview ankündigt.

Diese Worte drehen sich um überhöhte Ticketpreise für die gerade fertig gestellte Osttribüne, und der Mann der Zahlen reagiert mit Kopfschütteln, als eben solche, also Zahlen, über den Sender gehen, die seiner Ansicht nach schlicht falsch sind.

Zudem rechne ich damit, dass der Moderator bezug nimmt auf ein klassisches Konzert, das gerade neben uns auf der Tribüne zu Ende gegangen war. So ist es zumindest besprochen. Tut er aber nicht.

Somit haben wir ein unangenehmes Loch auf dem Sender, und ich bin völlig durch den Wind. Mein Konzept ist hinüber, ich fange an zu stammeln und habe die folgenden drei Minuten damit zu tun, meinen aufgebrachten Gesprächspartner zu beruhigen. Es gelingt nur halbwegs. Ich habe danach lange an diesem verkorksten

Interview zu knabbern, das ausgerechnet an dem Abend über den Sender geht, als ich mein Comeback erlebe ...

Danach bin ich aber wieder in der Spur, und kann kurz nach dem Schlusspfiff gegen Karlsruhe sogar einem Bielefelder Fußballer live einige Worte entlocken – trotz einer bitteren Niederlage.

Zwei Tage später dann folgt der erste Live-Reporter-Einsatz, beim Spiel Rot-Weiß Ahlen gegen den 1. FC Nürnberg. Ein volles Programm, so umfangreich wie nie zuvor, mit zahlreichen Live-Einblendungen und Zusammenfassungen nach Spielende. Es geht aber alles gut.

Mein zweiter Live-Einsatz wird dagegen zur Katastrophe. Zweite Liga, Oberhausen gegen Duisburg, ein nasskalter Tag Ende November. Es wird gar nicht erst richtig hell, und ich bin gut zwei Stunden durch Regen hin und danach zwei Stunden durch Regen wieder zurück gefahren.

Überhaupt sitze ich nach vier Monaten erstmals wieder selbst am Steuer – vorher ist es mir verboten. Bei meinem ersten Reporter-Einsatz nach der langen Krankheits-Pause hat mich noch Simone nach Ahlen kutschiert und wieder abgeholt.

Ich bin zudem viel zu dünn angezogen, so dass ich nach Spielschluss so zittere, dass mir fast das Mikro aus der Hand fällt. Kurz vor der Halbzeitpause bin ich live auf WDR 2 zu hören, und der Schiedsrichter will und will nicht abpfeifen. Ich muss aber bis zur Pause durchhalten! Gegen Ende verhaspele ich mich immer mehr und verfalle in unmögliche Formulierungen.

Nach einer gefühlten Ewigkeit ist Schluss. Ich bin konsterniert.

Die Schlussphase der zweiten Halbzeit wollen wir deshalb auch kürzer halten – aber jetzt ist der Unparteiische pingelig und pfeift auf die Sekunde pünktlich ab. So bin ich erst auf dem Sender zu hören, als das Niederrhein-Derby vorbei ist, und halte mich kurz. Das ist an diesem Sonntag auch besser so.

Eine Woche später zeigt meine Formkurve zum Glück wieder deutlich aufwärts.

Regional klappt alles wie gewohnt. Man hat aber auch nicht diesen akuten Zeitdruck, wenn man eine Meldung schreiben oder einen Fernsehbeitrag produzieren soll.

Bis Weihnachten habe ich mein Pensum, und das erfülle ich. Es ist mir immer möglich, mich mittags für ein paar Stunden in mein nahe gelegenes Fitness-Studio zu verabschieden. Ich habe in der Woche etwas mehr Zeit, da ich fast jedes Wochenende arbeite. Daher nutze ich die Gelegenheit zu Sport und Sauna gern.

In der Woche ist die meiste Arbeit ohnehin abends zu tun, etwa wenn von dem Pokalspiel der Lemgoer Handballer gegen Lübbecke eine Meldung ins Programm soll. Ich schicke sie dann per E-Mail von zu Hause aus.

Das geht auch mit Manuskripten für Radio-Beiträge, so dass ich gern von dem heimischen Sessel aus arbeite, die Kopfhörer des Minidisc-Aufnahmegeräts im Ohr, und mit den Fingern auf der Tastatur des Laptops. Den fertigen Text kurz nach Köln gemailt, ist er meistens schon gegengelesen und zurückgeschickt, wenn ich zur Produktion des Radiobeitrags im Studio angekommen bin.

In der Zeit der Bestrahlung, immerhin fast acht Wochen, habe ich zwar anfangs Mühe, mich zu konzentrieren. Ich bin etwas „rammdösig", wie der Westfale sagt. Wenn ich die Ruhe bewahre, läuft aber eigentlich alles wie gewohnt.
Zwischendurch habe ich plötzlich wieder das unangenehme Gefühl von Kopfschmerzen auf der rechten Schädelseite, wie schon vor der Operation. Ich bin aber vom Strahlenarzt Dr. Blümel vorher im Aufklärungsgespräch darauf hingewiesen worden, dass genau das eventuell passieren kann. Weil sich ein Ödem bildet, eine Wassereinlagerung. Und das drückt dann auf das umliegende Gewebe. Dr. Blümel verschreibt mir Cortison, und zwei Wochen später sind die Beschwerden weg.

Nach ein paar Wochen zieht es sich einfach nur noch hin. Ich habe extra das nächst gelegene Krankenhaus ausgewählt – die Bestrahlung selbst dauert ja nur wenige Minuten. Und das an 33 Tagen, immer von montags bis freitags, um 10.15 Uhr. Wobei sich zwischenzeitlich ein paar Termine verschieben, weil eine der zwei Maschinen einen Defekt hat.
Ich muss auf dem Weg zur Arbeit einen kleinen Umweg machen, er dauert dann etwa eine Viertelstunde statt sonst zehn Minuten. Gar kein Umweg ist es, wenn ich anschließend zum Sport will: Die Klinik liegt genau auf der Route zum Fitness-Studio.

Unangenehmer als alle anderen sind die Nebenwirkungen, die erst gegen Ende beginnen, und für alle sichtbar und hörbar sind.

Zum einen verliere ich fast meine Stimme. Dabei kann ich gerade wieder richtig sprechen. Und jetzt das! Glücklicherweise kommt sie kurz vor Weihnachten aber wieder, einige Wochen nach dem Ende der Bestrahlung.

Zum anderen fallen mir auf dem Kopf die meisten Haare aus. Deshalb trage ich noch lange Zeit fast immer ein Cappy, und zwar eines aus Cord, das mir meine Freundin zu Weihnachten geschenkt hat. Die andere Mütze hat schon in Fäden gehangen!

Wer genau hinschaut, kann in dieser Zeit erkennen, wo die Strahlen hinein gegangen sind und wo wieder heraus. Der Haarausfall ist nämlich leider nicht ganz synchron. Auch ganz oben, wo es ohnehin schon dünne ist und ich ein Wegbleiben auch erwartet habe, wächst es zunächst nur noch äußerst spärlich.

Aber ich spare seither dreifach: einen Fön muss ich ebenso wenig kaufen wie Shampoo – zudem fällt der Zeitaufwand fürs Haare waschen weg …

Der Haarausfall hat allerdings auch den Nachteil, dass die Narbe wieder zum Vorschein kommt, die vor der Bestrahlung wieder ein bisschen zugewachsen ist. Mir hat das nie viel ausgemacht, zumal meine „Fleischmütze" fast wieder gänzlich verschwunden ist. Mittlerweile wächst sie allerdings altersgemäß wieder …

Im Januar, ein halbes Jahr nach der Klinikentlassung, nehme ich dann endlich die Chance zur Reha wahr: Für drei Wochen ziehe ich noch mal in eine Klinik ein, in Bad Driburg bei Paderborn.

Ich habe die Reha bewusst in diese Zeit gelegt – ruht doch in diesen Wochen in der Fußball-Bundesliga der Ball.

Es ist zwar etwas hektisch, aber klappt wie geplant: Am Sonntag kommen wir von Lanzarote zurück – vier Stunden später wegen eines Maschinen-Schadens an unserem Flugzeug. Und am Montag Vormittag werde ich abgeholt.

In den folgenden Wochen werde ich noch mal mit dem Thema Krankheit konfrontiert. Es drückt anfangs ein wenig aufs Gemüt, all die Menschen um sich zu haben, deren Leiden man teilweise sieht, oder sich denken kann. Aber da muss ich jetzt durch. Es klappt auch insgesamt gut.

Allerdings fange ich schnell an, meine Simone, unsere Kaninchen und überhaupt das Zuhause zu vermissen. Auch hier besinne ich mich aber: Ich habe mir diese Reha schließlich bewusst genommen, um noch einmal ganz für mich zu sein, auch wenn ich längst wieder voll im Saft stehe, salopp gesagt. So nutze ich die Zeit, um die zweite Hälfte dieses Buches fertig zu stellen. Gleichzeitig specke ich kräftig ab – acht Kilo bleiben in knapp drei Wochen auf der Strecke, und danach habe ich noch ein paar mehr abgeworfen!

Tatsächlich fühle ich mich schnell wieder so gut, dass ich sogar einige Tage früher entlassen werde.

Ein paar Tage zu Hause, und ich fange wieder an zu arbeiten. Gleich am nächstmöglichen Montag geht es nach Köln, zur wöchentlichen Konferenz. Ich bin eigentlich quasi der einzige Außendienstler im Team – alle anderen wohnen näher an oder direkt in Köln, haben folglich kürzere Wege und sind daher öfter in der Montagskonferenz.

Am Wochenende beginnt die Rückrunde in der Bundesliga. Es erscheint mir sinnvoll, an diesem Montag dabei zu sein, um die neuen Ideen und Beschlüsse für das Programm aus erster Hand zu erfahren. An den vier Stunden unserer Sportsendung „WDR 2 – Liga live" am Samstag wird nämlich immer gefeilt. Auch am Freitag- und Sonntagabend ist Fußball und allgemein Sport im Programm auf WDR 2, aber die Sendung am Samstag ist so was wie unsere heilige Kuh.

An diesem anspruchsvollen Programm will ich auch in den nächsten Jahren mitwirken, denn es macht mir viel Spaß! Und das Team ist, in Bielefeld wie in Köln, einfach toll. Auch will ich die vielseitige Arbeit nicht missen! Sie ist flexibel, herausfordernd und wird nicht zuletzt auch nicht gerade schlecht bezahlt.

Was will man mehr!

Lebensglück

Ich habe immer viel Glück gehabt im Leben. Als Kind überstehe ich alle Krankheiten ohne Langzeitfolgen, und in der Jugend so manche Party ohne größere Blessuren. Das Abi schaffe ich zwar, aber nur mit viel Glück. Bei der Marine bin ich glücklicherweise Fernschreiber und habe deshalb das Tippen mit zehn Fingern gelernt. Vorher bin ich nur mit einem Zwei-Finger-Such-System ausgestattet, entsprechend lange hätte es gedauert, dieses Buch zu schreiben – vermutlich hätte ich es irgendwann aufgegeben!

Parallel zum Studium bekomme ich immer die Praktika, die ich will. In Sachen Radio bewerbe ich mich zunächst bei mehreren privaten Lokalfunk-Sendern – genau bei einem darf ich vier Wochen lang ran, noch kurz vor der Bundeswehr. Danach fülle ich die Semesterferien mit verschiedenen Hospitanzen. Bei zwei Nachrichtenagenturen bewerbe ich mich – eine nimmt mich für vier Wochen.
Genauso beim Fernsehen: Die Privatsender wollen mich nicht, das ZDF als einziges schon. Es ist mein Favorit gewesen unter den Bewerbungen! So lege ich zwischen Examensklausuren und mündlichen Prüfungen eine vierwöchige Station in der Sportredaktion in Mainz ein.

So wie beim ZDF und der Agentur bewerbe ich mich auch in der Sportredaktion der Radiowelle WDR 2, und auch hier bekomme ich einen Platz.
Mitte der Neunziger kann ich also schon mal dort reinschnuppern, wo ich dann letztlich auch lande. Mit knapp 25 schaffe ich mein Examen und starte direkt danach ins Volontariat, mit 27 bin ich im WDR-Studio in Bielefeld. Sieht alles glatt aus, aber ich habe das Glück auch stets auf meiner Seite.

Das hat sich bis heute nicht geändert. Auch durch den Hirntumor nicht! Ich habe gelesen, wie wichtig es ist, Ärzte als Verbündete oder gar Freunde der eigenen Genesung zu betrachten. Dies gelingt zwar nicht mit allen Medizinern, die mir über den etwas beschwerlichen Weg der vergangenen Monate laufen.
Aber letztlich habe ich in jedem Bereich doch zumindest einen, der nicht nur sein Handwerk versteht, sondern dabei auch noch hochsympathisch ist: meine niedergelassene Neurologin Frau Dr. Schulz, der Operateur Dr. Wilhelmi, die afrikanische Gospel-Schwester Siwali und meinen Oberschwester-Engel Kathrin von der Nachbarstation, den in der Fachklinik ansässigen Neurologen Dr. Fuchs, den Strahlenarzt Dr. Blümel – alle anderen Mediziner

in der Radiologie konnten ihm in Sachen Sympathie und Fachkenntnis nicht das Wasser reichen – und schließlich meine Psychologin in Bad Oeynhausen, Frau Bauermann.

Sie alle haben mir geholfen, die Krankheit in den Griff zu bekommen. Sie haben mich gestärkt auf meinem Weg, wieder gesund zu werden. Es zu bleiben, wird meine lebenslange Herausforderung sein. Aber auch Verpflichtung gegenüber meinen Freunden, der Familie und zuallererst natürlich meiner Simone.
Ich lege Wert darauf, nicht geheilt zu sein, aber gesund bin ich doch mittlerweile. Nach all den Tiefschlägen empfinde ich das als echtes Glück!
Während meiner Reha im Winter flattert mir gleich am ersten Tag ein Marienkäfer durch das Zimmer, mit vielen Punkten auf dem Rücken. Simone meint, das sei auch ein Symbol für Glück. Und so komme ich nicht umhin, immer wieder zu betonen, dass ich auch seit und trotz der Diagnose sehr viel Glück gehabt habe.

Glück habe ich auch mit diesem Freundeskreis. Kaum hatte ich kurz vor der OP zum Hörer gegriffen, da stehen sie in meinem Zimmer. Ich vermisse keinen Einzigen – alle sind sie da. Mit viel Zuspruch und netten kleinen Geschenken.
Glück habe ich mit meiner Familie, in der es keine Grüppchen gibt, und in der sich Mutter und Vater trotz der Scheidung in den ernsten Tagen super ergänzen.
Und Glück habe ich auch mit Simone – das merke ich spätestens dann, wenn sie mal kurze Zeit nicht da ist und ich sie fürchterlich vermisse. Auch deshalb haben wir mittlerweile geheiratet.

Und trotzdem hat sich vieles verändert. Mein Wertesystem ist ins Wanken geraten. Hat früher der Job oben in der Prioritätenliste gestanden, ist es jetzt einfach das Ziel, möglichst viel Freude im Leben zu haben. Dem steht der Job natürlich nicht grundsätzlich entgegen, aber ich will immer dann Abstriche machen, wenn zuviel Stress droht.
Alles, was ich jetzt mache, will ich gern machen. Das ist auch bei der Arbeit noch eine ganze Menge! Ich habe in den vergangenen Jahren aber – glücklicherweise! – viel gespart, so dass ich es mir auch mal leisten kann, einen Auftrag abzulehnen. Das mache ich allerdings nach wie vor äußerst ungern …

Es ist vielleicht ein wenig egoistisch, ein so persönliches Ziel ganz oben stehen zu haben. Aber nach dieser schweren Krankheit geht mir mein Wohlergehen über alles. Ich glaube, die meisten Menschen meines näheren Umfeldes haben dafür Verständnis. Und diese Menschen kommen dann ja auch sehr bald – auf Rang zwei, also direkt hinter meiner persönlichen Gesundheit.

Ich habe seit der Einweisung in die Klinik nicht mehr geraucht, und bin kleinen Wehwehchen entschlossener als je zuvor entgegen getreten – mit Erfolg.

Seit den Tagen nach der Klinikentlassung kann ich sie besonders genießen – die kleinen Freuden des Lebens. Jeder Sonnenaufgang, jeder neue Tag, jedes angefangene Buch, jeder Biss in einen Apfel, jedes Vogelzwitschern, jede Minute, in der ich einfach mal nichts tue – das alles sind plötzlich großartige Momente.

Früher war ich eher Morgenmuffel, las nicht gern, aß wenig Obst, hörte Vögel nur wenn sie nerven und konnte schlecht abschalten.

Es wird zwar schwerer, all den Streit, die Hektik und den Stress des Alltags außen vor zu lassen. Es ist mir aber sehr wichtig, und ich versuche es – ganz ohne mir dabei Druck zu machen.

Einen kleinen Glücksbringer habe ich übrigens noch lange nach der Klinikentlassung immer bei mir gehabt: das Medikament Diazepam. Das ist ein Beruhigungsmittel, das ich anwenden soll, wenn ich mal einen epileptischen Anfall bekomme. Davon bin ich Gott sei dank bisher verschont geblieben.

Die Aufschrift auf dem silbernen Tütchen ist ebenso verblasst wie das Haltbarkeitsdatum. Es ist vermutlich schon längst abgelaufen, und mittlerweile habe ich es nicht mehr täglich dabei – vor allem im Sommer, wenn ich oft nicht weiß, wo ich es lassen soll.

Eigentlich ist sein Platz nämlich in der linken Jackentasche, aber wenn es richtig heiß ist, verlasse ich ja auch ohne Jacke das Haus.

Ich wüsste nicht einmal, wie man das Diazepam richtig anwendet. „Rektal" steht zwar drauf, aber die Details habe ich mir erspart …

Dankbarkeit

Ich bin dem Leben dankbar, dass es mir eine zweite Chance gibt. Und versuche das gewissermaßen zurück zu zahlen, indem ich so richtig gern und intensiv lebe.

Das fängt noch im Krankenhaus an. Noch beduselt im Kopf, will ich mich mit einem hohen dreistelligen Euro-Betrag beim Pflege-Personal bedanken. Die Schwestern lehnen ab – ebenso wie Oberschwester Kathrin, der ich etwas Geld zukommen lasse. Sie schickt es wieder zurück.

Meine Dankbarkeit führt also erst einmal zu Gewissenskonflikten – und ich hoffe, das in der Adventszeit wieder gut zu machen, als ich sowohl dem Pflege-Personal als auch Schwester Kathrin selbst gebackene Weihnachtsplätzchen vorbei bringe.

Die Neurologen Frau Dr. Schulz und Herr Dr. Fuchs sind privat befreundet und freuen sich immer wieder, wenn ich einmal im Quartal auftauche – mit guten Bildern aus dem Kernspin. Ich fühle mich bei beiden gut aufgehoben. Und Dr. Blümel, der Strahlenarzt, hat mir damals seine neue Visitenkarte mit gegeben, so dass ich ihn nach dem Wechsel in der Privatklinik erreichen kann. Oder könnte, besser gesagt, denn bisher ist es nie notwendig gewesen.

Dankbar bin ich auch meinem Operateur Dr. Wilhelmi, der seinen Job wirklich richtig gut gemacht hat. Hätte er ein paar bösartige Zellen zu viel übersehen, ginge es mir heute richtig dreckig – wenn ich überhaupt noch da wäre.

So ist aus der Einsicht, viel Glück im Leben gehabt zu haben, eine große Dankbarkeit gewachsen. Salopp gesagt: Ich hätte es weitaus schlechter antreffen können! Es gibt keinen Anlass für Groll oder Ärger – um einfach nur „herum zu nölen" fehlt in meinem Leben also jede Grundlage.

Die Idee zum Buch kommt mir kurz nach der schlimmen Diagnose – aber auch noch kurz vor der Operation!

Ich bin eben ein „schriftlicher Mensch", und brauche das hin und wieder mal, wenn es kompliziert ist, einfach etwas aufschreiben zu können. Andere Leute schreiben in Poesiealben oder Tagebücher, und ein bisschen von einem Tagebuch hat dieses Werk ja auch.

Was mich im Rückblick selbst erstaunt: Auch der Buchtitel ist in diesen bangen Tagen vor dem Eingriff in meinem Kopf. Irgendwo neben, unter oder über dem Tumor …

Es muss Dienstag oder Mittwoch vor der OP gewesen sein, als mir erstmals der fixe Gedanke kommt: Wenn ich eines Tages einmal sagen kann: Hirntumor sei dank – das wäre das Höchste, was ich erreichen kann. Dann bin ich wirklich glücklich!

Mir fällt sogar schon damals auf: Das wäre auch kein schlechter Buchtitel! So verwirrt wie ich nach der schlimmen Nachricht bin, so klar und deutlich sind die Hoffnungen, an die ich mich von Anfang an klammere. Anders kann ich mir das nicht erklären.

Die Entwicklung des halben Jahres danach habe ich so aber nicht erahnt. Einem ersten Höhenflug folgt der tiefe Fall, als der Befund korrigiert und die Bestrahlung verordnet wird.

Andererseits habe ich in dieser Zeit begonnen, mir Notizen zu machen. Für den Fall, dass ich alles eines Tages zu einem Buch zusammenfassen will. Das tue ich dann im Winter – und bin mit der negativen ersten Hälfte exakt zum Jahresende durch. So entsteht zum Beispiel das Kapitel „Chemotherapie" am Morgen des ersten Weihnachtstages!

Im Januar nutze ich die Zeit der Reha, das Buch fertig zu stellen – jedenfalls in einer ersten Fassung, die ich natürlich immer wieder überarbeite. Bis zum Ende bin ich mir nicht im Klaren, ob ich es jemals veröffentlichen will. Erst als es ganz fertig und die jüngste Kontrolle positiv verlaufen ist, entscheide ich mich, es Verlagen anzubieten.

Die Rückmeldungen der großen Häuser sind schleppend, und es wäre ohnehin frühestens zu einem Zeitpunkt erschienen, an dem ich mit der Krankheitsbewältigung längst durch sein will – auch dazu dient ja dieses Buch.

Deshalb habe ich mich kurzfristig für diesen Weg entschieden, weil ich letztlich einfach der Meinung bin, dass ein Dreivierteljahr intensiver Recherche, Notizen und Schreibarbeit nicht umsonst sein sollen.

Ich meine das nicht finanziell – reich werde ich durch diese Veröffentlichung nicht! Aber ich bin dankbar für jeden, der sich für meine Geschichte interessiert!

Dankbar bin ich auch für die Veränderungen in meinem Leben. Sich mit den Liebsten nicht mehr zu streiten und ihre Ratschläge ernst zu nehmen – das klappt heute besser denn je. Bevor ich mich ärgere, versuche ich daran zu denken, wie viel Zuneigung und Kraft sie mir in diesem Sommer gegeben haben.

Und ich will unbedingt eigene Kinder haben. Die Kleinen meiner Brüder haben in den bitteren Tagen in der Klinik unbeabsichtigt die besten Dienste geleistet. Sie sind so herrlich unbeschwert!

Weil ich mich selbst für mein Schicksal verantwortlich sehe, liegt es nahe, dass ich mich auch in meiner Persönlichkeit geändert habe. Bis dahin bin ich immer ein Realist gewesen, der alles mit dem Kopf entscheidet. Das tue ich auch jetzt noch häufig, aber in den vergangenen Monaten habe ich mich zum Optimisten weiter entwickelt, der auch mal „aus dem Bauch heraus" entscheidet.

Dazu gehört, dass ich mich mit seiner Krankheit positiv gestimmt auseinander setze und nach der für mich besten Strategie suche, damit umzugehen. Das habe ich in den vergangenen Monaten in vielen Facetten getan. Nicht nur mit dem Kopf oder Geist, sondern mit Unterstützung des Körpers, und – was neu für mich ist – auch mithilfe der Psyche.

Ich bin überzeugt davon, dass es für das perfekte Wohlgefühl notwendig ist, dass Geist, Körper und Seele gut harmonieren. Klingt ein bisschen abgehoben, aber ich spüre Stress am ganzen Körper, wenn er mich in den ersten Monaten nach der Erkrankung doch noch einmal überkommt. Meine Schultern verspannen sofort. Das ist früher nicht so gewesen. Geistige oder seelische Belastungen habe ich also auch am Körper gespürt.

Ich merke anders herum, dass es mir nur dann so richtig gut geht, wenn ich mit mir im Reinen bin und quasi in mir ruhe. Sicher ein Ergebnis der vielen Entspannungsübungen. Aber ich wähne mich hier keineswegs am Ziel und werde deshalb nie damit aufhören!

Es gibt Vorbilder mit Hirntumoren, die es „gepackt" haben – so genannte Langzeit-Überleber. Zum Beispiel im Sport: Ex-Fußballprofi Heiko Herrlich hat sich nach überstandener Krankheit wieder zurück ins Leben gekämpft. Heute ist er Mitte 30 und arbeitet als Trainer. Eishockey-Nationaltorwart Robert Müller war zwar von einem weitaus schlimmeren Tumor betroffen, hat sich aber nicht aufgegeben und lange Zeit düstere Prognosen überlebt.

Und in meiner Reha habe ich eine Patientin getroffen, die es mit einem Grad-Vier-Hirntumor ebenfalls schlimmer erwischt hat trotz ihrer Bestrahlung und Chemotherapie sind wir beiden aber immer die Besten in unseren Kursen gewesen.

Glücklich plane ich meine Zukunft. Ich fange schon kurz nach der Klinikentlassung an, Urlaube zu buchen. Die Familienplanung liegt quasi in der Schublade, und seit Jahren habe ich ein Auge auf dem Immobilienmarkt – das ist nach anfänglichen, aber kurzen Zweifeln nach dem Krankenhaus-Aufenthalt wieder so gewesen. Wie überhaupt habe ich immer für viele Dinge einen Plan gehabt – und nach kurzer Unterbrechung habe ich ihn auch jetzt wieder.

Anfangs spürt man quasi, dass man in den Augen mancher Leute nicht mehr derjenige ist, der man mal war, sondern auf einen Schlag nur noch „jemand der Krebs hat". Sie denken, dass Krebs gleichbedeutend ist mit Tod, und alle medizinischen Mittel dagegen ohnehin weitgehend wirkungslos sind. Wer Krebs hat, wird irgendwann sowieso sterben.
Ich gebe zu bedenken: Das trifft auch auf jeden anderen Menschen zu. Irgendwann ist das schönste Leben vorbei!

Leben kann man in zwei Dimensionen bewerten: qualitativ und quantitativ. Ein langes Leben, das also quantitativ erfolgreich ist, muss noch lange kein schönes sein – mit hoher Lebensqualität. Da aber viele Dinge ein bisschen Zeit benötigen – zum Beispiel das Aufwachsen eigener Kinder – ist auch Quantität natürlich eine Größe, die nicht ganz unwichtig ist.
Egal, wie man es dreht: Ich genieße jeden einzelnen Tag. Nicht, als ob es der letzte wäre, sondern, auf dass noch viele genauso schöne folgen!

Mittlerweile habe ich zwei weitere Entspannungstechniken kennen gelernt, die ich regelmäßig mit Freude und dem gewünschten Ergebnis einsetze.
In der Reha hat mir ein Psychologe zwei CDs in die Hand gedrückt – eine mit einer Anleitung für Atementspannung, die andere führt in die Technik der progressiven Muskelentspannung ein. Bei der ersten konzentriert man sich – logisch – besonders auf die Atmung. Man achtet darauf, tief ein- und auszuatmen und sich

auf einzelne Körperregionen zu konzentrieren. So kann man jede Anspannung loswerden.

Bei der progressiven Muskelentspannung werden alle Muskeln einzeln nacheinander kurz angespannt und dann wieder gelöst.

Ich bin nicht spinnert – ich fühle mich jedes Mal nach Hören – und Anwenden – der beiden CDs wirklich besser. Einige Elemente sind mit schon aus meiner selbst entwickelten Entspannungsübung bekannt – jetzt bekomme ich teilweise sogar eine Begründung mitgeliefert, warum diese so gut funktionieren.

Weiterhin reise ich, meistens am Samstag und in der Badewanne liegend, immer wieder gern auf meine Insel, meinen besten Freund Mark und meine vier Hunde besuchen. Und meistens am Sonntag höre ich mir dann die schallmodulierte Musik an und stelle mir vor, wie es in meinem Kopf aussieht.

Mithilfe der Musik, die man dank Stereo ja an verschiedenen Stellen im Kopf wahrnimmt, reinige ich mein Hirn, fege alles zusammen, leuchte es aus, prüfe Problembereiche und schmiere Salbe auf einzelne Zonen, ehe ich sie schließlich poliere.

In meiner Fantasie wird mein Kopf also quasi zu einem kleinen Konzertsaal, den es sauber zu halten gilt!

Nach dem Sport gehe ich immer in die Sauna, also dreimal die Woche. Das reicht dann nur für ein kurzes Gespräch mit meinem inneren Ratgeber, mit Mark – quasi für ein Telefonat.

So ist mir irgendwann aufgefallen, dass sich beinahe täglich eine Gelegenheit zur Entspannung bietet: etwa dreimal Sauna, je einmal Atementspannung und progressive Muskelentspannung sowie eine Fantasiereise auf meine Insel und ein „musikalischer Hausputz". Ich trage immer im Voraus in meinen Kalender ein, an welchem Tag ich was machen möchte. Meistens klappt es dann auch so. Auch für einmal Klavierspielen in der Woche muss Zeit sein!

Was die Entspannungsübungen angeht, verteile ich allerdings mittlerweile das, was ich anfangs in eine Woche gepackt habe, in einen Monat. Es ist mir einfach irgendwann einmal zuviel gewesen, und muss ja auch nicht sein – ich habe ja jetzt Übung!

Ich bin heute viel ruhiger als damals. Das mag auch an der Grenzerfahrung liegen, dem Tod nahe gewesen zu sein. Vor allem aber, glaube ich, liegt es an den vielen Übungen zur Entspannung.

Bei meinen Einsätzen als Live-Reporter habe ich gemerkt, dass ich viel gelassener gewesen bin. Und mit ruhigem Puls kann man viel besser und kreativer formulieren und hetzt nicht so.

Auch im Alltag bin ich einfach entspannter. Früher oft Choleriker, habe ich mich heute unter Kontrolle – jedenfalls weitgehend …

Im ersten Fernseh-Beitrag nach der Reha widme ich mich dem so genannten Gehirnentfaltungs-Training. Hintergrund sind Übungen einiger Fußballprofis, durch die verschiedene Hirnregionen besser miteinander verknüpft werden sollen.

Kein Hokuspokus – neben vier Bielefeldern machen es auch die Nationalspieler Heiko Westermann und Manuel Neuer regelmäßig: Bei Borussia Dortmund gehört eine Einheit sogar zum wöchentlichen Trainingsplan, und der Übungsleiter wird sogar extra aus München eingeflogen.

So wird zum Beispiel bei Bewegungsübungen das stärkere Auge zugedeckt, um das schwächere gezielt zu trainieren. Es kommen noch kleine Denkaufgaben dazu, und zunehmend wird's schwerer. Für einen Torwart zum Beispiel ist es nicht unwichtig, dass sein schwächeres Auge besser wird, damit er Flanken in seinem Strafraum von beiden Seiten gleich gut abfängt. Alle Teilnehmer erfreuen sich jedenfalls beachtlicher Formanstiege!

Im Anschluss an den Fernseh-Dreh bekomme ich nun zwei kleine Bälle zugesteckt, um selbst zu üben. Fein, denke ich, das kann auch für mich nicht schlecht sein. Denn in meinem Kopf ist ja durch Operation und Bestrahlung einiges kaputt gegangen, und diese neuronalen Verschaltungen will ich nun wieder herrichten.

Seither steht zusätzlich zu bis zu sieben Mal Entspannung und einmal Klavier üben auch einmal pro Woche Kinetik in meinem Kalender. Mittlerweile habe ich auch diesen Plan entzerrt, aber einmal im Monat müssen alle Übungen gemacht werden – Klavier spiele ich sogar weiterhin jede Woche.

Schwache Momente habe ich selten – und wenn, dann meistens in den Tagen vor der quartalsmäßigen Routine-Kontrolle. Dann stelle ich mir die Frage, ob ich alles richtig gemacht habe. Oder ob dann doch wieder ein Tumor nachgewachsen sein könnte, der vielleicht so groß ist, dass ein erneuter operativer Eingriff oder eine Chemotherapie notwendig sind. Unwahrscheinlich ist das nicht –

im Gegenteil: Ich bin an verschiedenen Stellen immer wieder gewarnt worden, dass es irgendwann einmal so kommen kann.

Mir fällt kurz vor der Kernspin-Untersuchung immer wieder auf, dass es schwerer ist, die Entspannungsübungen zu machen. Vor allem ist es dann immer schwieriger möglich, mir mein Inneres vorzustellen. Das liegt an den großen Zweifeln, ob es wirklich so aussieht wie ich denke – in ein paar Tagen habe ich es dann ja schwarz auf weiß. Und ich habe Angst davor, mich einmal so richtig zu täuschen.

Hundertprozentig eindeutig sind die Bilder nie. Die Narben der Operation im Hirn sieht man noch sehr gut, und muss sie genau beobachten. Diese Narben bilden ja quasi die Grenze zwischen den guten und bösen Zellen – sonst hätte Dr. Wilhelmi ja nicht genau hier geschnitten.

Da die Gefahr einer Streuung bei Hirntumoren ausgeschlossen ist, sich also nirgends Metastasen bilden können, blicken die Ärzte immer sehr genau auf den Narbenbereich – und ich widme mich ihm bei meinen Fantasiereisen natürlich ganz besonders!

Das bestmögliche Ergebnis lautet bei jeder Kontrolle: Alles gut, aber an der ein oder anderen Stelle müssen wir beim nächsten Mal genau hinschauen, wie es sich dort entwickelt.

Aber selbst in der Nacht unmittelbar vor der Kontrolle schlafe ich – relativ – gut. Die ganze Entspannung beruhigt mich derart, dass ich ohnehin kaum noch Einschlafprobleme habe. Ein weiterer Beleg dafür, dass mir diese Übungen wirklich gut bekommen. Und wenn es der einzige Grund wäre, dass ich besser schlafe – die Entspannung wäre jeden Aufwand wert!

Nachdem ich aus diversen Gründen in den ersten Wochen fünf verschiedene Röhren in Bielefeld kennen gelernt habe, habe ich jetzt meine „Lieblingsröhre" gefunden – und werte es als gutes Omen, dass hier noch keine Probleme sichtbar geworden sind. Jedenfalls komme ich immer wieder hierher …

Ich lebe mit Leidenschaft und Ehrgeiz, aber auch mit Visionen und Genuss. Ich setze voll auf Erfolg, statt den Misserfolg zu fürchten. Und ich gebe nicht mehr dem Schicksal die Schuld, wenn mal was schief läuft. Mit meinen eigenen Kräften gehe ich vorsichtiger um, und jede Aggression baue ich heute ruhiger ab als früher.

Vor allem aber übernehme ich die volle Verantwortung für mein Leben, für die guten, aber auch für die schlechten Zeiten. Und das heißt eben auch: für jede Krankheit.

Ich bin heute davon überzeugt, dass meine Krankheit gleichzeitig eine Botschaft gewesen ist. Auf brutale Weise bin ich damit konfrontiert worden, was in meinem Leben schief läuft. Ich habe mir nicht alles, aber vieles neu erkämpfen müssen.
Im Gegensatz zu Wunderheilern und Scharlatanen preise ich meine Strategie nicht als allgemeinverbindlich und statte sie auch noch mit einer Garantie aus – nein, ich habe mir meinen eigenen Weg erlesen, erarbeitet und erkämpft. Dieser hat nur mir geholfen – jeder andere muss genauso seinen Weg finden. Ich hoffe aber natürlich, ein paar Tipps gegeben zu haben!
Ich habe mich bewusst nicht gegen, sondern für die Schulmedizin entschieden. Aber auch Erkenntnisse der Psychologie einfließen lassen – sofern wissenschaftlich sauber belegt.

In den Wochen nach dem Krankenhaus hatte ich zunächst oft den Gedanken: Sch…, ich habe einen Hirntumor gehabt. Wenn ich es mal eine Zeitlang vergessen hatte und es dann plötzlich wieder bemerkte, war es jedes Mal wieder ein kleiner Schock. Um das zu verhindern, habe ich anfangs lieber dauernd dran gedacht.

Mittlerweile denke ich nicht immer an den Hirntumor, aber wenn es mir auffällt, bleibe ich zunehmend entspannter. Fast belustigt schaue ich auf die Narbe, die glücklicherweise von Haarwuchs fast wieder voll bedeckt ist.
Nicht, dass ich mich so richtig amüsieren würde – und am Ende den Fakt, dass ein Tumor da war, ganz leugnen würde: Die Narbe wird mir eine Erinnerung daran sein, dass hier immer etwas nachwachsen kann, zeitlebens.

Aber ich freue mich doch, weil ich statt mit Schrecken an die Krankheit eben jetzt mit Freude an die Genesung denken kann. Und das gibt mir viel Kraft. Für mich ist dieser Weg der richtige. Auch ich habe es keine Garantie, aber meine tiefe Überzeugung. Ärzte können mir nur helfen, wenn ich ihre Hilfe annehme. Und irgendwann kommt der Punkt, an dem ich auf eigenen Beinen stehen muss – im Job, privat oder auch rein gesundheitlich.

Von Anfang an habe ich fast nur positive Seiten der Erkrankung registriert. Nicht, dass ich all die Schmerzen und Probleme ignoriert hätte – sie sind halt da gewesen und mussten bekämpft und gelöst werden. Aber ich habe wieder richtig Leben in mir gespürt. Und die große Bedeutung des Glücks. Dafür muss ich der Krankheit tatsächlich dankbar sein.

In jenem Sommer haben mir viele geholfen, dass alle Ampeln auf Grün geschaltet wurden. Ärzte, Pfleger und Therapeuten genauso wie Freunde, Familie und meine Freundin. Ihnen allen habe ich viel zu verdanken. Nicht zuletzt ist auch vieles einfach nur Glück gewesen – wie schon so oft in meinem Leben.

Mittlerweile kann ich wieder selbst alle Ampeln meines Lebens auf Grün schalten, und betrachte jeden einzelnen Tag als eine neue Chance – Hirntumor sei dank!